欧洲血站审核的
共同标准和准则

（第1.0.1版）

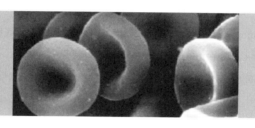

欧洲血液审核体系（EuBIS）项目组成员　著

北京市红十字血液中心　等　译

U0311174

中国标准出版社

北　京

图书在版编目（CIP）数据

欧洲血站审核的共同标准和准则／欧洲血液审核体系
（EuBIS）项目组成员著；北京市红十字血液中心等译.
—北京：中国标准出版社，2021.8
书名原文：Common European Standards and Criteria for
the Inspection of Blood Establishments
ISBN 978－7－5066－9805－4

Ⅰ.①欧… Ⅱ.①欧… ②北… Ⅲ.①输血站—质量
管理体系—欧洲 Ⅳ.①R457.1

中国版本图书馆 CIP 数据核字（2021）第 062807 号

北京市版权局著作权合同登记号：图字 01－2021－1492

Common European Standards and Criteria for the Inspection of Blood Establishments

Copyright © The Participants of the EuBIS Project

Simplified Chinese edition copyright © 2021 by Standards Press of China

中国标准出版社 出版发行

北京市朝阳区和平里西街甲 2 号（100029）

北京市西城区三里河北街 16 号（100045）

网址：www.spc.net.cn

总编室：（010）68533533 发行中心：（010）51780238

读者服务部：（010）68523946

中国标准出版社秦皇岛印刷厂印刷

各地新华书店经销

*

开本 787×1092 1/16 印张 6.5 字数 100 千字

2021 年 8 月第一版 2021 年 8 月第一次印刷

*

定价 70.00 元

出版声明

本指南由欧洲血液审核体系（European Blood Inspection System，EuBIS）项目组成员撰写，由欧盟委员会（European Commission）、卫生和消费者保护总局（Health and Consumer Protection Directorate General）、公共卫生和风险评估理事会（Public Health and Risk Assessment Directorate）共同资助，欧盟委员会卫生与食品安全总司（DG Sante）资助协议编号 No. 2006202（2003—2008 年）。

根据欧盟委员会对血液立法的要求，本指南为血站审核的共同标准和准则提供了宝贵的信息和指导。

有关本指南的更多信息，包括更新版本、项目组成员组织的国家培训课程或专题研讨会，可从 EuBIS 的项目网站（www. eubis – europe. eu）获取。

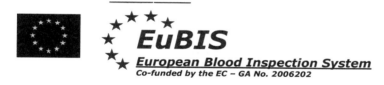

EuBIS 项目由欧洲血液联盟（European Blood Alliance，EBA）支持。

免责声明

本指南的内容并不完全代表欧盟委员会的观点。委员会或任何代表委员会行事的个人均不对本指南的任何用途负责。

编辑和项目参与者对本指南信息的使用不承担任何责任。

第二次重印为第 1. 0. 1 版，并于 2018 年 1 月更新了互认标准。

译者名单

单 位	姓 名
北京市红十字血液中心	刘江（LIU Jiang）
	邱艳（QIU Yan）
	张丹（ZHANG Dan）
	杨惠颖（YANG Huiying）
	范成艳（FAN Chengyan）
	王卓妍（WANG Zhuoyan）
	郭成城（GUO Chengcheng）
	任爱民（REN Aimin）
	贾延军（JIA Yanjun）
南京红十字血液中心	傅强（FU Qiang）
重庆市血液中心	欧阳熊妍（OUYANG Xiongyan）
	骆展鹏（LUO Zhanpeng）
	田耘博（TIAN Yunbo）
	杨培（YANG Pei）
	杨俊鸿（YANG Junhong）
哈尔滨市血液中心	赵国庆（ZHAO Guoqing）
	侯玲（HOU Ling）
	刘颖（LIU Ying）
	卢长春（LU Changchun）
陕西省血液中心	徐华（XU Hua）
	王锦（WANG Jin）
	张嫄（ZHANG Yuan）
武汉血液中心	杨茹（YANG Ru）
广州血液中心	罗伟峰（LUO Weifeng）

主 审

单 位	姓 名
北京市红十字血液中心	邱艳（QIU Yan）
	任爱民（REN Aimin）
	郭成城（GUO Chengcheng）

编辑：Erhard Seifried 和 Christian Seidl（法兰克福大学附属医院 Baden-Württemberg-Hessen 红十字会献血服务中心）

由项目组成员及合作伙伴共同编辑

项目协调员

Erhard Seifried

Christian Seidl

工作组负责人

Jan Peter Jansen van Galen

Mark Nightingale

Christian Seidl

Leslie Sobaga

指南起草组成员

Frances Delaney

Jan Peter Jansen van Galen

Helga Marie Huber

Margarethe Heiden

Mark Nightingale

Christian Seidl

Wiebke Siegel

Leslie Sobaga

Fewzi Teskrat

咨询委员会成员

Patrick Costello

Frances Delaney

Angus Macmillan Douglas

Margarethe Heiden

Wiebke Siegel

Jeroen de Wit

项目组成员及合作伙伴

AFSSAPS-France	法国健康产品卫生安全局 ［Agence française de sécurité sanitaire des produits de santé（France）］
BSDBH-Germany （项目协调员）	Baden-Württemberg-Hessen 红十字会献血服务中心 ［Deutsches Rotes Kreuz Blutspendedienst, Baden-Württemberg, Hessen（German Red Cross Blood Donation Service）］
BTS-Iceland	冰岛国立大学医院血库 ［Blóðbankinn, Landspítali（The Blood Bank, Landspítali University Hospital）］
CNS，ISS-Italy	意大利国家血液中心，意大利高级卫生研究所 （Centro Nazionale Sangue, Istituto Superiore di Sanita）
DHCSS-Malta	马耳他卫生保健服务标准理事会 （Directorate of Health Care Services Standards, Government of Malta）
EBS-Estonia	北爱沙尼亚地区医院血液中心 ［Põhja-Eesti Reginaalhaigla Verekeskus（North-Estonian Regional Hospital Blood Centre）］
EFS-France	法国国家血液中心 ［Etablissement Français du Sang（French Blood Establishment）］
FMP-Romania	罗马尼亚维克多贝贝斯医药大学 ［Universitatea de Medicina si Farmacie "Victor Babes" Timisoara（University of Medicine and Pharmacy "Victor Babes" Timisoara）］
FOK-Czech Republic	捷克共和国俄斯特拉发血液中心教学医院（血液中心） ［Fakultni nemocnici Ostrava Krevni centrum（Blood Center）］
HBRK-Belgium	比利时红十字会 ［Het Belgische Rode Kruis（Belgian Red Cross）］
HNBT-Hungary	匈牙利国家血液中心 ［Országos Vérellátó Szolgálat（Hungarian National Blood Transfusion Service）］
IBT-Malta	马耳他国家血液中心 ［Centru Nazzjonali ta't-Trafuzjoni tad-Demm（National Blood Transfusion Service）］
IBTS-Ireland	爱尔兰国家血液中心 （Irish Blood Transfusion Service）
IHT-Poland	波兰血液和输血研究所 ［Instytut Hematologii I Transfuzjologii（Institute of Haematology and Blood Transfusion）］

IMB-Ireland	爱尔兰药品管理局血液和组织部 （Irish Medicines Board-Blood & Tissue Section）
JAZM-Slovenia	斯洛文尼亚药品和医疗器械管理局 [Javna agencija RS za zdravila in medicinske pripomočke（Agency for Medicinal Products and Medical Devices）]
MSC-Spain	西班牙公共卫生输血部 [DG Salud Pública. Ministerio de Sanidad y Consumo（Madrid）represented by Centro Vasco de Transfusion（San Sebastian）]
MSP-Romania	罗马尼亚卫生部 [Ministerul Sanatatii Publice（Ministry of Public Health）]
MOH-Cyprus	塞浦路斯共和国卫生部医疗和公共卫生服务中心 [Υπουργείο Υγείας της Κυπριακής Δημοκρατίας-Ιατρικές Υπηρεσίες και Υπηρεσίες Δημόσιας Υγείας（Ministry of Health of the Republic of Cyprus-Medical and Public Health Services）]
NHS-BT-United Kingdom	英国及威尔士国家血液与移植服务中心 [National Blood Authority, National Health Service Blood and Transplant（England and North Wales）]
NBT-Bulgaria	保加利亚国家血液和输血中心 [НАЦИОНАЛЕНЦЕНТЪР ПО ХЕМАТОЛОГИЯИ ТРАНСФУЗИОЛОГИЯ（National Centre of Hematology and Transfusiology）]
PEI-Germany	德国联邦血液与疫苗管理局（联邦政府研究所） [Paul-Ehrlich-Institut（Federal Government Institution）]
RPDA-Germany	德国达姆施塔特行政区（州政府研究所） [Regierungspräsidium Darmstadt（State Governmental Institution）]
SAM-Estonia	爱沙尼亚国家药品局生物制剂部 （State Agency of Medicines, Department of Biologicals）
Sanquin-The Netherlands	荷兰皇家血液供应基金会 [Stiching Sanquin Bloedvoorziening（Sanquin Blood Supply Foundation）]
SUKL-Czech Republic	捷克共和国国家药物控制研究所 [Vedoucí oddělení klinických praxí a dohledu nad zpracováním biologických materiál ů. Státní ústav pro kontrolu léčiv（State Institute for Drug Control）]
TILAK-Austria	奥地利大学医学院输血与免疫研究所 （Zentralinstitut für Bluttransfusion und Immunologische Abteilung, Universitätsklinikum）

工作合作伙伴

CoE-EDQM	欧洲理事会输血和器官移植行动组，欧洲药品和卫生保健质量理事会，法国斯特拉斯堡 〔Council of Europe-Blood Transfusion & Organ Transplantation Activities. European Directorate for the Quality of Medicines and Health Care（EDQM-CD-P-TS），Strasbourg，France〕
EBA	欧洲血液联盟（行政办公室在荷兰阿姆斯特丹） 〔European Blood Alliance（Executive Office in Amsterdam），The Netherlands〕
JACIE	JACIE 认证办公室欧洲血液和骨髓移植组织（EBMT）秘书处，西班牙 （JACIE Accreditation Office-EBMT Secretariat，Spain）
KMF	彼得堡对话发起者（德国和俄罗斯） 〔Koch-Metschnikow Forum（KMF），МЄЧНИКОВ-КОХ-ФОРУМ（МКФ）.an Initiative of the Petersburg Dialogue（Germany and Russia）〕
WHO	世界卫生组织欧洲办公室（丹麦哥本哈根） 〔World Health Organisation（WHO）Regional Office for Europe（Copenhagen），Denmark〕
DOMAINE Project	DOMAINE 项目，荷兰 Nijmegen 和阿姆斯特丹 （DOMAINE Project，Nijmegen and Amsterdam，The Netherlands）
EUSTITE Project	欧盟组织库审核标准和培训（EUSTITE）项目，意大利 （EUSTITE-Project，Italy）
Optimal Blood Use Project	欧盟合理用血项目，英国 （EU Optimal Use of Blood Project，United Kingdom）

参与审核的合作伙伴

AFSSAPS−France	法国健康产品卫生安全局 [Agence française de sécurité sanitaire des produits de santé（France）]
AGG−Belgium	比利时联邦药品和健康产品局 [Federal Agentschap voor Geneesmiddelen en Gezondheidsproducten（Belgium）]
ASST−Portugal	葡萄牙血液和移植服务管理局 [Autoridade para os Serviços de Sangue e da Transplantação（Portugal）]
BDA−Bulgaria	保加利亚药品管理局 [Bulgarian Drug Agency（Bulgaria）]
DMA−Denmark	丹麦药品管理局 [Danish Medicines Agency（Denmark）]
ITM−Rep. Macedonia	马其顿共和国输血医学研究所 [Institute of Transfusion Medicine（Republic of Macedonia）]
MoH−Latvia	拉脱维亚卫生部国家卫生统计和医疗技术局 [Ministry of Health, Health Statistics and Medical Technologies State Agency（Latvia）]
MoH−Liechtenstein	列支敦士登卫生部 [Amt für Gesundheit（Health Ministry）（Liechtenstein）]
SIDC−Slovakia	斯洛伐克伯拉第斯拉瓦国家药物控制研究所（SIDC） [State Institute for Drug Control（SIDC）, Bratislava（Slovakia）]
Socialstyrelsen−Sweden	瑞典国家卫生和福利委员会 [The National Board of Health and Welfare, Socialstyrelsen（Sweden）]
Swissmedic−Switzerland	瑞士伯尔尼医疗产品管理局 [Swiss Agency for Therapeutic Products（Swissmedic）, Bern（Switzerland）]
Uni−Graz−Austria	奥地利医学院血液和输血医学部 [Universitätsklinik für Blutgruppenserologie und Transfusionsmedizin（Austria）]

缩略语

CAPA	纠正预防措施（Corrective and Preventive Actions）
CoE	欧洲理事会（Council of Europe）
EDQM	欧洲药品质量管理局（European Directorate for the Quality of Medicines and Health Care of the Council of Europe）
EMA	欧洲药品管理局（European Medicines Agency）
EQSTB	欧洲组织库质量体系（European Quality System for Tissue Banking）
EU	欧盟（European Union）
GMP	生产质量管理规范（Good Manufacturing Practice）
ICH	国际人用药品注册技术要求协调会（International Conference on Harmonisation of Technical Requirements for Registration of Pharmaceuticals for Human Use）
ISO	国际标准化组织（International Standards Organisation）
PIC/S	国际药品认证合作组织（Pharmaceutical Inspection Convention/Pharmaceutical Inspection Co-operation Scheme）
SAE	严重不良事件（Serious Adverse Event）
SAR	严重不良反应（Serious Adverse Reaction）
SMF	现行质量体系文件（Site Master File）
SOP	标准操作规程（Standard Operating Procedure）

　　依法建立适宜、运行有效的质量管理体系并审核评价是保证血液安全和持续提升血站运营水平的有效途径。欧洲各血站按照欧洲理事会（Council of Europe，CoE）的强制要求，执行共同的欧盟委员会（European Commission，EC）法规指令及标准，但同时仍执行各自国家独立的相关法规。这就意味着欧洲血站质量体系审核评价存在非同质化的潜在风险。为此，欧盟（European Union，EU）在 2006 年提案要求制定公共卫生计划资助的欧洲血液审核体系（European Blood Inspection System，EuBIS），制定统一的血站质量审核欧洲标准，推动欧盟成员国血站质量审核互认，确保欧洲血站遵从欧盟法规指令。来自 20 个欧盟成员国的政府机构、血站和卫生主管部门的 27 个代表，在欧盟委员会的资助下共同合作启动 EuBIS 项目。该项目有史以来首次将血站监管者和血站执业管理者组织在一起制定血站行业审核标准，依此优化血站质量体系和推进卫生主管部门实施执业审核评价的标准化。

　　EuBIS 项目组对欧洲血液联盟（EBA）成员实施血站质量审核的现状开展调研，内容包括血站概况、血站执业过程、质量管理体系、质量审核实施以及对 EuBIS 项目的认知。结果发现，用于血液和血液成分的采集、制备、检测、储存、发放等安全监测的欧盟指令 2002/98/EC、2004/33/EC、2005/61/EC 和 2005/62/EC 与用于组织细胞捐献、采集、检测、标识、保存、储存发放、溯源、不良事件监测的管理的指令 2004/23/EC、2006/17/EC 和 2006/86/EC，由于输血医学领域内血液成分和组织细胞之间具有许多共同的特征，同生产质量管理规范（Good Manufacture Practice，GMP）、实验室质量管理规范（Good Laboratory Practice，GLP）、国际标准化组织（International Standards Organization，ISO）标准、世界卫生组织（World Health Organization，WHO）指南、CoE 指南和欧洲药品质量管理局（EDQM）指南一起被欧盟血站业界共同采纳使用。因此，EuBIS 项目组将调研收集的欧盟法规指令及各国相关质量管理规范作为全欧洲血站质量审核标准制定的依据。经与公共卫生计划同时资助的欧盟组织库审核标准和培训（EUSTITE）项目组交换意见，还和国际细胞治疗学会与欧洲血液和骨髓移植组织联合认证委员会、国际药品认证合作组织（PIC/S）、欧洲药品管理局（EMA）、国际血浆协会（IPFA）、成员国国家主管部门以及 EBA 资助的其他 3 个项目组沟通，兼收并蓄，最终 EuBIS 项目建立了一个标准统一的血站质量审核体系，包括1）共同的血站审核标准和准则；2）依据执行的法规指令编制的统一审核表；3）评价审核质量和执业偏离而持续改进的标杆。实现了与其他共同遵守的国际标准，如 GMP、PIC/S 指南和 CoE：EDQM 指南互认，以保证 EuBIS 指南在欧洲各国广泛的适用性。

EuBIS 指南主要介绍了欧洲血站质量审核遵从的共同标准体系，开展质量审核的主要程序，如何组建审核团队，合格审核员的条件，审核方与被审核方的沟通技巧、审核报告以及风险管理等内容。EuBIS 指南可以：1）指导欧洲血站按照欧盟法规指令，优化质量体系建设和质量审核工作；2）帮助血站筹备接受执业审核；3）用作卫生主管部门依据欧盟法规指令评价血站的指南和培训材料。本指南有配套的培训手册指导实施质量审核，确保质量审核的依据与实施标准的统一性。

纵观我国血液管理法律、法规体系，以《中华人民共和国献血法》为血站基本法的行业相关法律、法规、规章、规范、标准超过120项，其中与《中华人民共和国献血法》相同位阶的法律超过10项；下位的法规和规范性文件超过100项。这些法律、规范由于制定时归口部门各异，尚有进一步完善的空间。由于许多标准制定时等同等效采纳国际国外标准，在实际应用中可操作性需进一步验证。迄今我国尚未正式发布统一的血站质量体系审核标准和审核表。因此，译者希望通过翻译出版欧洲血站质量审核系列标准，为我国血站优化质量管理体系和审核的标准化及国际化提供借鉴。

最后感谢 EuBIS 项目组和中国输血协会管理工作委员会的大力支持！

邱　艳
2021 年 7 月于北京

确保"在欧盟接受输血的患者能够得到安全的血液"是欧盟各国乃至整个欧洲的公共卫生政策的主要目标。

EuBIS 的目标是根据欧盟委员会关于确保血液质量和安全的指令要求，制定一套审核血站的方法。

EuBIS 项目由欧盟委员会共同资助①，是 27 个政府机构、采供血机构和主管部门的代表们共同努力的结果。正是在这样的背景下，EuBIS 项目首次将监管机构和血站联合在一起共同制定标准和准则。

本项目由德国法兰克福红十字血站发起和协调，旨在制定一个指南：

● 帮助血站依据欧盟血液指令，优化其质量体系和质量内部审核流程；

● 帮助血站接受卫生主管部门的监管审核；

● 帮助主管部门以本指南和培训手册为参考，评估与欧盟监管审核相关的血液法规的实施情况。

本指南附有审核培训手册以协助审核过程，还包含审核过程中使用的关键文件的模板。这些关键文件是欧盟血液指令所指的良好执业（GP）的范例。

通过采纳欧盟成员国的共同点和使用欧盟血液指令的要求及定义，

---

① 公共卫生项目框架下资助协议编号 NO.2006202（决议编号 NO.1786/2002/EC）。

本指南归纳了良好执业的标准。标准的实施将提高血液的安全性,也将减少患者因输血造成的伤害发生率。否则,由于公民可以在欧盟各国内自由旅行,以及根据边界开放政策或危机管理措施可以在欧盟范围内调配血液成分,将会使伤害发生率上升。

项目协调员对参与机构及其代表以及顾问团队表示衷心的感谢,尤其感谢 Jeroen de Wit 博士、Frances Delaney 女士、Margarethe Heiden 博士、Helga Marie Huber 博士、Wiebke Siegel 夫人和 Angus Macmillan Douglas 先生(官佐勋章)在本项目实施中给予的持续的协同、合作和支持。项目协调员同时也对 Fewzi Teskrat 博士、Boudewijn Hinloopen 先生、Jan Peter Jansen van Galen 博士、Jan Ceulemans 先生、Alex Aquilina 博士和 Mark Nightingale 先生在撰写培训手册过程中付出的努力和支持表示感谢。非常感谢他们愿意分享自己的专业知识以及在国家层面上使用本指南的经验。

项目参与者也要衷心感谢欧盟委员会代表 Tapani Piha 先生、Patricia Brunko 夫人和 Thomas Bregeon 先生的建设性合作。最后,项目参与者对欧洲血液联盟(European Blood Alliance, EBA)给予的支持和承诺未来对本项目的推广以及对理念的持续发展继续给予支持表示感谢。

本指南第 1 版代表所有项目参与者和合作伙伴的工作。电子版同时发布在项目网站(www. eubis-europe. eu)上。

Prof. Dr. med. Erhard Seifried   Prof. Dr. med. Christian Seidl

代表项目参与者敬上

目 录

1

>>> 简介（Introduction）

欧洲血液审核体系（European Blood Inspection System，EuBIS）是由欧盟委员会（European Commission，EC）根据其 2006 年建议书中的提案，在其公共卫生计划（2003—2008 年）框架内资助的一个关注血液质量和安全的项目。该项目旨在制定全欧洲的血站审核标准和准则。这些要求不仅适用于血站管理者，也适用于依据欧盟（EU）相关法规承担审核血站的人员。

EuBIS 项目由德国红十字会的献血服务机构（German Red Cross Blood Donation Service）进行组织协调，来自 20 个成员国的 27 个合作伙伴与 5 个组织和 3 个项目组建立了工作合作关系，另有 6 个参与审核调研的合作机构。本项目得到了欧洲血液联盟（European Blood Alliance，EBA）的支持，于 2007 年 8 月启动，为期 3 年。

1.1 背景（Background）

根据指令 2002/98/EC[①] 及其技术要求，欧盟血液法规生效后，整个欧洲在确保提供持续稳定的安全血液和血液成分方面取得了明显进步。随着欧盟规模的扩大，制定欧洲共同的血站审核标准和准则得到关注，这是血站实施良好执业的关键因素[②]。

目前，欧盟对血站的审核都是根据成员国各自不同的标准和准则进行。

---

① Directive 2002/98/EC of the European Parliament and of the Council of 27 January 2003. Official Journal of the European Union. L33，8. 2. 2003. p. 30

② Commission Directive 2005/62/EC of 30 September 2005 implementing Directive 2002/98/EC of the European Parliament and of the Council as regards Community standards and specifications relating to a quality system for blood establishments. Official Journal of the European Union. L256，1. 10. 2005. p. 41.（Article 2. 2）

欧盟委员会 1994 年的一份报告指出，各国对血液采集和制备的不同规定，导致人们即使不拒绝，也不太愿意接受来自不同成员国甚至不同血站的血液和血浆[①]。单凭指令 2002/98/EC，无法避免欧洲血液安全非同质化所带来的风险。

公共卫生规划 2006 年工作计划（2.2.4 章节内容）通过制定和实施共同接受的标准和准则，推动成员国对血站审核结果的互认。没有这些标准和准则，成员国之间的输血风险水平可能会继续有差异。

1.2　目标（Objectives）

该项目的总目标是制定和实施共同接受的标准和准则，确保血站审核结果得到各成员国的互认。

为实现项目目标编制的本指南，包括以下内容：

- 血站审核的共同标准和准则；
- 实施或扩大质量管理体系审核的要求；
- 严格执行指令 2002/98/EC 及其技术要求的审核清单；
- 审核的评价准则、偏差和改进的对标体系。

本指南还可作为培训血站审核员的基础资料，有助于标准和准则得到普遍接受。

1.3　方法（Methodology）

EuBIS 项目于 2007 年 9 月正式启动，为方便项目参与者之间沟通，建立了一个互联网平台。同年 10 月向该项目的参与者编制和发放了一份调查表，用于收集目前欧盟各成员国进行血站审核的相关信息。这个调查表分成 6 个部分——前 5 个部分具体涉及血站采供血业务，包括：业务范围、成员国血站概况、质量体系、现场审核和审查、审核程序，第 6 部分总结了 EuBIS 项目本身的目标和预期成效。调查结果已整理完毕，并已形成了一份欧盟审核调查报告。

项目参与者的第一次会议于 2007 年 11 月召开，会上公布了调查分析比

---

① Communication on Blood Safety & Self-sufficiency［Com（94）652 final. 21. 12. 1994］

较结果。这些结果结合指令 2002/98/EC 及其技术要求，作为建立质量体系和全欧洲血液审核标准的基本框架。

为了制定基本框架，项目参与者分成 4 个工作组，每个工作组负责一个具体的专题领域，包括：质量管理体系评价，献血者招募和血液采集，加工和检测，血液成分的发放、储存和运输。在后续的工作中和各工作组会议上，各工作组拟定了审核清单和标准草案来评价指定领域的审核结果能否被接受。

由于卫生保健领域已制定了很多审核准则和方案，EuBIS 项目组从一开始就查询了这些资料的来源，并与其主要编写人进行了沟通。这些标准和方法来自：

- 国际细胞治疗学会（International Society of Cellular Therapy，ISCT）与欧洲血液和骨髓移植组织（European Group for Blood and Marrow Transplantation，EBMT）联合认证委员会（简称 JACIE）；

- 国际药品认证合作组织（Pharmaceutical Inspection Convention and Pharmaceutical Inspection Co-operation Scheme，PIC/S）；

- 欧洲药品管理局（European Medicines Agency，EMA）。

此外，EuBIS 还与同样受欧盟公共卫生规划 2005 年工作计划资助的欧盟组织库审核标准和培训（European Union Standards and Training for the Inspection of Tissues Establishments，EUSTITE[①]）项目进行了合作和交流。EuBIS 广泛借鉴了 EUSTITE 的《组织和细胞采集及人体组织库审核指南》，本指南是对该文件的补充。EuBIS 还与各成员国的相关主管部门和国际血浆制品协会（International Plasma Fractionation Association，IPFA）建立联络。

1.4　背景小结（Background Summary）

欧盟委员会的主要目标之一是向各成员国主管部门和血站贯彻欧盟指令时提供实际的帮助。但是欧盟委员会最近的一项调查发现[②]，至少有 5 个采纳欧盟指令作为国内法规的成员国没有对其血站开展审核。希望本指南有助于他们开展审核。

---

①　www.eustite.org

②　European Commission, Health & Consumer Protection Directorate-General, Directorate C-Public Health and Risk Assessment, C6-Health measures. Compilation of Responses from Competent Authorities：Questionnaire on the transposition and implementation of the European Blood and Blood Components regulatory framework, SANCO C6 TB/ci D（2008）/360028

2

>>> **本指南的目的和范围（Aim and Scope of the Manual）**

本指南旨在为欧盟成员国执行指令 2002/98/EC、2004/33/EC[①]、2005/61/EC[②] 和 2005/62/EC[③] 的监管要求提供帮助。其中包括：

- 血站的设置、授权、认证或许可；
- 批准血站可进行的活动及采血适用的条件；
- 确保血液和血液成分的质量和安全的制度；
- 进口血液和血液成分的要求。

已制定的审核标准和准则将有助于对每家血站按照欧盟法规建立的质量体系结构进行独立评估。

本指南可指导血站准备审核工作。外部审核的标准和审核表均可用于血站的内部审核。考虑到目前已有的不同标准和指南，审核指南总结了要实现良好执业而涉及的最关键要素。对于每一个关键点，审核指南都提供了对血站审核常用标准的参考资料。依据指令 2002/98/EC 第 8 条制定的血站外部审核共同标准和准则纳入了主管部门的"备忘录"（Aide Memoire）中。这份"备忘录"为在血液和血液成分领域经验不足或缺乏经验的人提供了切实可行的指导。

---

① Commission Directive 2004/33/EC of 22 March 2004 implementing Directive 2002/98/EC of the European Parliament and of the Council as regards certain technical requirements for blood and blood components. Official Journal of the European Union，L91，30/03/2004，p. 25

② Commission Directive 2005/61/EC of 30 September 2005 implementing Directive 2002/98/EC of the European Parliament and of the Council as regards traceability requirements and notification of serious adverse reactions and events. Official Journal of the European Union，L256，1/10/2005，p. 32

③ Commission Directive 2005/62/EC of 30 September 2005 implementing Directive 2002/98/EC of the European Parliament and of the Council as regards Community standards and specifications relating to a quality system for blood establishments. Official Journal of the European Union，L256，1/10/2005，p. 41

质量体系结构的确定原则将有助于实施或扩展目前血站使用的质量管理体系。此外，本指南将有助于确保将标准操作规程（SOP）纳入体现生产质量管理规范（GMP）标准的质量体系文件或质量管理手册中。

　　本指南的范围体现了指令 2002/98/EC 中规定的内容，即"人体血液和血液成分的采集、检测、加工、储存和配送的全过程，无论这些血液和血液成分预期用途是什么[①]"。

　　EuBIS 项目的工作计划包括编制指南草案，随后进行定稿。草案在发放给项目参与者以征求他们的初步意见和建议后，将在各工作组的会议上讨论。综合所有意见和建议，修订草案，并启动确认程序。草案将提供给那些准备修改或建立审核制度的主管部门或血站，参与草案评价的候选成员国有马耳他、罗马尼亚和斯洛文尼亚（马耳他和罗马尼亚主管部门需要建立审核制度，斯洛文尼亚主管部门需要修改审核制度），罗马尼亚也可以对指南草案进行评价，因为它们需要引入质量体系。草案将以电子形式发放给所有评估者或在资金允许的条件下发放纸质版。

　　按照评估意见进行修改后，再对 EuBIS 指南进行定稿。

　　在起草该指南时，EuBIS 引用了现有的文件和指南中关于审核的程序和建议相关内容。经过努力协商，将指南和规程与 EUSTITE 项目协调一致，因为主管部门的审核员经常既负责审核血站，也负责审核组织细胞库。指南编制参考文献见附录Ⅲ。

　　项目参与者需要知晓，《阿姆斯特丹条约》（Treaty of Amsterdam）第 152 条第 4 款指出国家法律要求必须使用已有的标准，即 GMP-EudraLex 或 ISO 系列标准。

　　欢迎血站或成员国主管部门就指南草案的使用提出意见或建议，以便指南定稿时采纳。意见和建议请发送到：eubis@ blutspende. de。

---

① 指令 2002/98/EC 的 2.1。

3

>>> 欧盟血站质量体系的法规要求（EU Legislative Requirements for Quality Systems of Blood Establishments）

3.1 指令 2005/62/EC[①]（Directive 2005/62/EC）

欧盟委员会指令 2005/62/EC 规定了血站实施和维护标准及质量体系的相关技术参数。它包括总则、人员和组织、设施、设备和物料、文件、血液采集、检测和加工、储存和配送、合同管理、不符合项和内部审核、审查和改进。

根据欧盟血液法规[②]，"质量需要全员参与，管理人员应确保对质量采取系统的方法，并实施和维护质量体系。"质量体系包括质量管理、质量保证、持续质量改进、人员、设施、设备、文件、采集、检测和制备、储存、配送、质量控制、血液成分召回、外部和内部审核、合同管理、不符合项和不符合项的跟踪验证。质量体系应确保所有关键程序均在适当的条款中有详细规定，并按照指令 2005/62/EC 附录中规定的标准和规范进行。管理者应定期对质量体系进行评审，以验证其有效性，并在必要时实施纠正措施。

所有血站和医院血库在落实质量保证工作时，应得到内部或外部质量保证部门的支持。质量保证部门的职能应涉及所有与质量有关的事项，并审查和批准所有与质量有关的文件。对血液和血液成分的质量及安全有影响的所有规程、设施、设备在使用前应进行确认，并应根据使用情况定期进行再确认。

---

①，② Commission Directive 2005/62/EC of 30 September 2005 implementing Directive 2002/98/EC of the European Parliament and of the Council as regards Community standards and specifications relating to a quality system for blood establishments. Official Journal of the European Union，L256，1/10/2005，p. 41

3.2　相关的血液法规（Related Blood Legislation）

欧盟有关血液的主要法规是指令 2002/98/EC。它为确保血液和血液成分的采集、检测、加工、储存和配送的质量和安全制定了总体框架。欧盟委员会关于技术要求的其他 3 项指令作为其补充。除了指令 2005/62/EC 和指令 2004/33/EC 对血液和血液成分特定技术要求做了详细说明，包括定义、潜在献血者信息的提供和获得、献血者合格标准（包括暂缓献血和永久不适宜献血）、质量和安全要求、储存、运输和配送血液及血液成分的条件，欧盟委员会指令 2005/61/EC 还就关于血液和血液成分可追溯性的要求，以及严重不良反应和事件的报告进行了规定。1998 年 6 月 29 日，欧洲共同体理事会①通过了关于血液和血浆捐献者的适宜性和献血后血液筛查的建议，虽然其在指令 2002/98/EC 之前通过，其中的条款除非已被指令 2002/98/EC 取代，否则仍然适用。指令 2001/83/EC ②是欧洲共同体有关人类用药的准则，尤其是关于使用血液和血浆目的的规定。欧盟委员会指令 2003/63/EC ③对指令 2001/83/EC 第 109 条进行了修订，即对献血者的适宜性的确定和对药用制品的原料血浆的检测必须符合指令 2002/98/EC 的要求。

---

①　Council Recommendation of 29 June 1998 on the Suitability of blood and plasma donors and the screening of donated blood in the European Community. Official Journal of the European Communities，L203，21. 07. 1998，p. 14

②　Directive 2001/83/EC of the European Parliament and of the Council of 6 November 2001 on the Community code relating to medicinal products for human use. Official Journal of the European Union L311，28/11/2001，p. 67

③　Commission Directive 2003/63/EC of 25 June 2003 amending Directive 2001/83/EC of the European Parliament and of the Council on the Community code relating to medicinal products for human use. Official Journal L159，27. 6. 2003. p. 46

4

>>> 血站审核的共同标准和准则（Common Standards and Criteria for the Inspection of Blood Establishments）

4.1 简介 （Introduction）

从"血管"到"血管"的输血过程涉及血站开展的一系列业务工作，包括血液采集、成分制备、血液及血液成分供应与配送。指令给出了欧盟的法规要求，这些要求不同于对血浆生物制品的要求。指令 2001/83/EC 适用于所有药用制品，明确规定药用制品为"用于治疗和预防人类疾病的任何一种物质及多种物质的组合"。相比之下，指令 2002/98/EC 及其技术附录即指令 2004/33/EC、2005/61/EC、2005/62/EC 和 2011/38/EC，为血液及血液成分的管理确立了法规框架。对于在药品法规中将血液归类为药用制品的成员国而言，指令 2002/98/EC 及其技术附录中与血液或血浆采集和检测相关的内容仍然适用[①]。人体组织和细胞的管理过程也引入了相似的质量与安全的要求[②,③,④]。

---

① 'This Directive shall apply to the collection and testing of human blood and blood components, whatever their intended purpose, and to their processing, storage, and distribution when intended for transfusion'. Article 2, Para 1, Directive 2002/98/EC

② Directive 2004/23/EC of the European Parliament and of the Council of 31 March 2004 on setting standards of quality and safety for the donation, procurement, testing, processing, preservation, storage and distribution of human tissues and cells, Official Journal L 102, 7.4.2004, p.48

③ Commission Directive 2006/17/EC of 8 February 2006 implementing Directive 2004/23/EC of the European Parliament and of the Council as regards certain technical requirements for the donation, procurement and testing of human tissues and cells. Text with EEA relevance. Official Journal L 038, 09/02/2006, p.40.

④ Commission Directive 2006/86/EC of 24 October 2006 implementing Directive 2004/23/EC of the European Parliament and of the Council as regards traceability requirements, notification of serious adverse reactions and events and certain technical requirements for the coding, processing, preservation, storage and distribution of human tissues and cells. Official Journal L 294, 25/10/2006, p.32

4.2 血站执业活动概况（Activity Profiles of Blood Establishments）

为了评估目前在欧洲建立质量管理体系所依据的标准和准则，EuBIS 在欧盟共同资助下，在 EuBIS 项目参与者中做了一项深入的调查（调查报告在 http//www.eubis-europe.eu 上可查阅）。调查的第 1 部分将血站执业过程分为如下：

- 血液采集；
- 血液成分制备；
- 成分血单采；
- 其他相关血液成分制备；
- 血液制品生产用原料血浆采集；
- 冷沉淀制备；
- 自体血液成分采集；
- 血液成分检测；
- 血液成分储存与配送。

来源于此项调查过程中的执业活动概况显示，除了建立满足标准的血液成分制备过程外，大多数参与调查的血站均建立了满足药品管理条例所涵盖的生产过程；60% 的血站开展了冷沉淀的制备，80% 的血站开展了原料血浆的采集，88% 的血站开展了自体血液成分的制备。另外，有数个血站的执业活动还涵盖了人体组织与细胞的相关内容，超过半数的血站还开展了其他相关血液成分的制备，如供治疗使用的脐带血、粒细胞和淋巴细胞。

欧盟指令与血站的执业活动概况见表 1。

表 1　欧盟指令与血站的执业活动概况

（Table 1　EU Directives and Activity Profile of Blood Establishments）

范围和执业活动 （Area and Activity）		百分比/% ［Percentage（％）］
血液及血液成分指令	全血制备成分血	
	有形细胞成分血（浓缩红细胞或血小板）	100
	新鲜冰冻血浆	94

表 1（续）
［Table 1（Continued）］

范围和执业活动 （Area and Activity）		百分比/% ［Percentage（%）］
血液及血液成分指令	单采成分血	
	细胞成分（浓缩红细胞或血小板）	100
	新鲜冰冻血浆	75
	自体血液成分	88
组织和细胞指令	干细胞	75
	脐带血	31
	粒细胞	69
	淋巴细胞	50
药用制品相关制备指令	血液制品生产用原料血浆	75
	冷沉淀	56

调查结果表明，在欧盟成员国，有些标准和指南（见表 2）广泛应用于以下方面：

- 血站质量管理体系的内部审核；
- 血站主管部门开展的外部审核。

这些标准和指南主要有 EU-GMP 标准、欧盟实验室质量管理规范（EU-Good Laboratory Practice，EU-GLP）标准、WHO 发布的系列技术报告、CoE 颁布的《血液成分的制备、使用和质量保证指南》，还包括 ISO 9000 系列标准和规范。

在常用的欧洲或国际标准中，EU-GMP 标准和 CoE 标准是日常执业中最常用到的标准。药品法规框架下将 EU-GMP 标准与 EU-GLP 标准结合应用最普遍。此项调查还表明，ISO 9000 系列标准被血站广泛认可。有三分之一的血站质量管理体系执行 ISO 9000 系列标准，并通过 ISO 认证或认可。有十分之一的血站正在准备通过 ISO 认证。

表 2　欧洲普遍使用的标准和指南

(Table 2　Commonly Used Standards and Guidelines in Europe)

标准和指南 (Standard/Guideline)		百分比[*1]/% [Percentage (%)][*1]
血站质量管理体系和内部审核	GMP	88
	GLP	35
	ISO 标准	47[*2]
	CoE 标准（CD-P-TS）	82
	WHO 指南	12
	EU 成员国的国家标准	29
血站主管部门的外部审核（审查）	GMP（EudraLex，EU-GMP）	50
	血站 PIC/S 指南	50
	WHO GMP 标准	25
	ISO 标准	10
	CoE（EDQM）标准	65
	EU 成员国的国家指南和标准	40
*1　来源于 EuBIS 的调查，包括 20 个欧盟成员国的血站以及血站主管部门。		
*2　包括 12% 的正在申请通过 ISO 认证的血站。		

4.3　欧洲理事会（CoE）

欧洲理事会（CoE）自 20 世纪 50 年代初期以来，主要围绕输血相关问题开展工作，长期以来遵从自愿无偿献血原则，并致力于促进献血者和受血者之间的互助、血液合理利用和保护。CoE 颁布了《血液成分的制备、使用和质量保证指南》[Recommendation No. R（95）15] 作为 GMP 指南的补充，该指南普遍被欧盟成员国的血站所采纳，只有少数成员国，如英国和德国的血站，其常规工作的国家规范标准高于 CoE 指南。

Recommendation No.（95）15 中的征询程序于 1986 年开始使用，1995 年部长委员会通过了该文件作为技术附录。专家委员会成员每年对 Recommendation No. R（95）15 中输血服务方面的质量保证进行 1 次修订，使之符合科技进步和欧盟立法。CoE 指南共分成 3 个部分：A 部分"原则"（包括 11章），B 部分"标准"（包括 10 章），C 部分为血站和医院血库必须遵守的欧盟指令 2005/62/EC 384 条款良好执业指南（GPG）要求。

与 GMP 和 ISO 标准类似，CoE 指南阐述了血站质量体系的内容和建立背景，包括体系所覆盖的生产活动以及必须遵守的准则。"准则"是必须严格遵守，而"标准"是为提升质量所提出的进一步要求。

GP 指南（指令 2005/62/EC 修订后为指令 2016/1214/EC）为以下内容提供了一般性指导准则，包括质量体系，人员与机构，设施、设备和物料，文件管理，血液采集、检测和加工，确认的原则，储存与配送，合同管理，不符合项，内部审核、审核和改进，质量监测与控制，信息系统与数据统计分析控制。

4.4 国际药品认证合作组织（PIC/S）

国际药品认证合作组织（PIC/S）是通过各国与药品审查主管部门之间签订药品审查国际公约和药品审查合作方案而形成的国际组织，旨在为 GMP 领域提供积极且有建设性的合作。PIC/S 的使命是"在医药产品领域，引领国际间审查机构质量管理体系与 GMP 标准的融合、应用和发展"，目的是"发展和促进 GMP 标准和指南的统一；培训审查主管部门，尤其是培训和评估（含再评估）审核员；促进审查主管部门与国际组织之间的合作与联网"。目前全世界范围内有 46 家审查主管部门加入 PIC/S。因对血液和传染病相关专业知识的需求，PIC/S 在 1994 年成立了血液和人体组织的专家团队。

为了回应修订 EU-GMP 标准的需求，血液和人体组织专家团队研制了一版 GMP 即"血站指南"。此版 PIC/S GMP 指南，旨在促进血站及单采血浆站引入 GMP 标准，并供 PIC/S 审核员在评价血站及单采成分血站的质量管理体系时所用。尽管该指南沿用 GMP 标准的框架，但主要针对血站特有的血液采集、制备和配送过程，如：不同献血区域，移动献血场所，血液成分辐照或全血采集和血液成分制备。同时，PIC/S 的血液和人体组织专家团队还做了一份血站审核的"备忘录"，指导单采血浆站和原料血浆库的审核、质量体系文件审核和审核员资质培训。

4.5 EU-GMP（EudraLex）

EU-GMP（EudraLex）为药物成分制剂的生产提供了详细和非常具体的要求。尤其是制备冷沉淀和采集原料血浆的血站，需要根据这些标准建立相应的质量管理体系。在欧盟的一些成员国中，如德国，EU-GMP 是强制性标准，药品法规适用于所有的血液成分。EU-GMP 第 4 卷包括了 3 部分内容：第 1 部分为 1~9 章，规定了质量管理、人员、建筑设施和设备、文件、生产、质量控制、供应商选择和评价、投诉、召回和内部审核等内容；第 2 部分是对起始物料活性物质的基本要求；第 3 部分（GMP 相关文件）是质量风险管理指南（ICH Q9）。另外，EU-GMP 的附录涵盖针对从血液成分制备相关药用制品的内容，也包含标准血液成分制备和其他方面的要求和指标。

相比之下，EU-GMP 标准所界定的一些条款来自于药品生产过程中所特有的生产、储存和分销环节。比如中间产品和终产品的过程控制、加工记录或监测产品保质期持续稳定的方案。这些 EU-GMP 标准的要求更适用于制药行业的药品生产设施和流程，而难以适用于指令 2002/98/EC 所涵盖的标准血液成分的采集、制备和配送等过程。

4.6 ISO 标准（ISO Standards）

除了 EU-GMP、CoE（EDQM）指南以外，ISO 9000 系列标准同样被血站广泛采纳。在组织有下列情况下，ISO 9001：2015 对质量管理体系有明确的要求：

- 需要证明其具有能够持续提供满足客户和法规要求产品的能力；
- 通过质量管理体系的有效运行和持续改进，确保满足顾客和法律、法规要求，来提高顾客满意度。

采用 ISO 9001：2015 的血站应确保其质量管理体系的有效性。在 ISO 9001中，有效性是指计划的活动得到实施以及达到预期目的的程度。要求强调质量管理体系是需要持续改进，而不是零星或不定期的评价或改进。遵循 ISO 9001 的要求，组织应不断提升质量管理体系的有效性，通过运用：

- 质量方针；
- 质量目标；
- 审核结果；
- 数据分析；
- 风险评估与管理；
- 管理评审。

ISO 标准规定应评价质量管理体系的适宜性和有效性，这是 ISO 9001 对质量管理体系的特殊规定，可用于组织内部应用、认证或合作。因此，ISO 9001 着重于质量管理体系在满足客户需求方面的有效性。

4.7　审核指南和互认标准（Inspection and Guide and Cross References）

从血液成分、药品到人体组织和细胞，血站所涵盖的业务日益多样化，因此要求质量体系必须有可塑性，以适应各国和欧洲对质量的要求。因此，标准的统一将是有益的。然而，这需要综合考虑欧盟关于药品、血液成分、人体组织、细胞等不同法律的要求。此外，尽管欧盟指令已转化为各成员国的法规，但各国可能还会为了质量管理体系的运行而修订本国的法规。EuBIS 项目组专家讨论了这些欧洲标准和国家标准各自的重要性，并建立了基于指令 2005/62/EC 的血站质量管理体系的互认标准。这些互认标准包括 EU-GMP 标准、血站 PIC/S GMP、CoE 指南（GPG，2016/1214）和 ISO 9000 系列标准。通过指令 2005/62/EC 和共同标准中的相关质量要求的互认，其中的共同点得以识别。遵循欧盟指令"良好执业"的互认标准见图 1。

审核指南包含了适用于血站审核和内部审核过程的欧洲共同标准和准则。本书分章节进行专题阐述（第 5 章"血站内部审核"和第 6 章"主管部门审核"），还包括审核实施（第 7 章）、审核后的程序（第 8 章）和审核体系评估（第 9 章）。

本指南以文件的形式进行了补充（见附录 Ⅰ 和附录 Ⅱ），这些文件通常会在审核过程中用到。例如血站现行质量体系文件、审核记录/痕迹。这些文件有助于保持审核过程的一致性，并帮助记录观察到的偏差。作为本指南的补充，建立了审核标准，包括应用于欧盟内部的基于欧盟血液指令的法规标

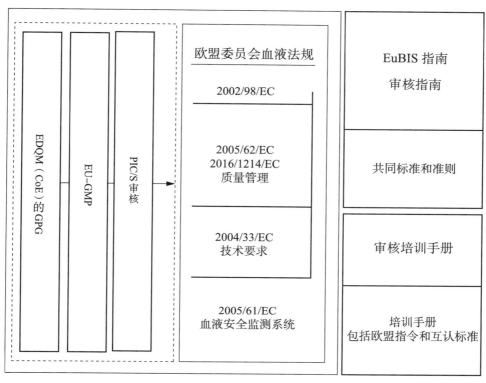

EuBIS 专家组以 EC 血液法规为依据，编制了用于审核执行 GMP 的血站的欧洲共同标准和准则（审核指南）。指南附有审核培训手册，明确审核过程中血站质量管理体系涉及用于欧洲共同标准和准则的互认标准。

图 1 遵循欧盟指令"良好执业"的互认标准

（Figure 1 Cross Reference Guidance to "Good Practice" following the EU Directives）

准，同时也包括常用互认标准。可以预测，这些标准对管理和参与内部审核员的培训是有帮助的。当然，审核标准并没有包罗万象，主管部门和血站可能还需要根据相关要求进行补充。

审核培训手册每一部分都包含了对审核标准的阐述，以及在审核过程中应获得的证明符合性的示例证据。每条标准都有标识，包括一个单独的编号（标准编号）、引用的标准以及子过程或控制点。

审核培训手册所列的标准可协助审核员编写审核记录。对于经验较少的审核员可以直接将这些标准转化成审核记录（包含任何识别采用的标准）。审核经验丰富的审核员可能更倾向于记录条款以及审核部分的简要说明。审核培训手册也适用于主管部门的审核员，帮助其实施基于欧盟血液法规的标准的审核。

EuBIS 专家依据欧盟血液法规编制的良好执业审核互认标准示例见图 2。互认标准指导血站依据欧盟法规实施质量体系要求。

3 审核手册（Inspection Guide）

3.2 总则 质量体系和质量保证（General Principles—Quality System and Quality Assurance）

标准条款号和互认欧盟指令的条款〔（Criterion No. and Primary Ref.）（EU Dir.）〕	子过程/控制点（Sub-process/Control Point）	互认标准的出处（Cross-Ref. Source）	审核标准的说明（Inspection Criterion Description）	示例性证据（Example Evidence）
	涵盖的过程：2005/62/EC 前言和总则〔Process（es）Covered：2005/62/EC—Introductin and General Principles〕			
	质量体系（2005/62/EC），附录1.1 质量体系〔（Quality System（2005/62/EC），Annex 1.1—Quanlity System）〕			
QS 001 2002/98/EC 第11条 2005/62/EC 附录1.1	血液质量体系	GMP 第1章；GMP 第3部分现行质量体系文件；PIC/S 第5章；EDQM（CoE），GP 指南第1章	根据国家法律、法规、规程和说明书建立了质量体系。质量体系符合相关标准、指南和其他外来文件要求。质量体系经过管理层审核并且留有审核的证据	● 质量手册 ● 现行质量体系文件 ● 质量体系记录 ● 质量方针政策和程序文件 ● 质量评审（例如：质量评审会议纪要）

图 2 EuBIS 专家依据欧盟血液法规编制的良好执业审核互认标准示例

（Figure 2 Example of Inspection Cross Reference Guide for Good Practice following the EU Blood Legislation Developed by the EuBIS Expert）

5

>>> 血站内部审核（Self-inspections of Blood Establishments）

指令 2002/98/EC 第 8 条和指令 2005/62/EC 附录第 10 节将血站审核纳入质量管理（质量保证）。

5.1 内部审核的一般要求（General Requirements for Self-inspections）

"内部审核"在英文中有几个相同含义的表达方式。虽然"self-inspection"经常与术语"audit"或"internal-audit"互换使用，但本指南仅使用术语"self-inspection"。

内部审核是任何质量管理体系的必要组成部分。指令 2005/61/EC 附录第 10 节明确规定血站要定期进行内部质量审核，并依据审核结果持续改进。

"应对所有操作建立内部审核系统，以验证是否符合附录中规定的标准。应由经过培训并合格的人员按照批准的程序以独立的方式定期进行。所有结果都应记录在案，并应及时有效地采取适当的纠正预防措施。"（指令 2005/62/EC，附录，第 10 节，第 1 款和第 2 款）。

内部审核应由经过培训并合格的人员实施，这些人员在管理上独立于被审核部门。内部审核的主要目的是在实践中评估整体质量管理体系中定义的法规、标准和准则是否得到正确实施。这些审核还将为各级人员提供讨论流程和质量相关环节的机会。内部审核应包括不符合项、偏差和差错趋势分析的数据，以关注需要改进的流程。如果能够正确有效地执行，内部审核是优化流程、实施纠正预防措施的有效工具，有助于血液安全和产品质量的持续改进。此外，内部审核为血站接受主管部门或认可机构的外部审核做准备。

另一方面，外部审核是根据所采用的标准进行的正式和客观审核，以评估是否符合欧洲和其他相关血液法规，并识别问题。但必须注意的是，外部审核员在审核期间无法检查所有区域和文件。如果由于时间、范围的限制或无法执行某些流程，而导致他们没有看到特定的不符合情况，则他们不承担责任。

与国家监管机构或主管部门相比，血站对制备和配送的所有血液和血液成分负全部责任。因此，血站建立有效的内部审核程序至关重要。

根据血站的大小，可以安排不同的内部审核。大型血站或由几个血站组成的服务机构往往实施同行审核制度，由同一血站内不同部门的审核员进行。通常，"同行"内部审核由来自不同地区、不同机构，具有同等技能和知识的专家实施审核，也可以通过国家或地区血站之间的合作来组织"同行"审核。

内部审核通常由几个人组成的团队进行，该团队通常只有两名审核员，一名审核员审核质量体系，在同行审核的情况下，也可能有技术专家参与。审核组长负责协调团队的活动并报告其发现和结果。但是在较小的血站中，内部审核通常由一个人进行。

5.2　内部审核要求（Requirements for Integrated Self-inspections）

以下章节介绍了一个完整的内部审核工作。建议有意愿修改或调整内部审核工作的血站，在积累多次"阶段式"/滚动式审核经验的基础上，可制定适合本机构的内部审核实施计划。[①]

（1）定义[②]

严重不符合项（Critical Non-compliance）：过程或程序文件中直接影响献血者或患者安全的任何不符合事项。

主要不符合项（Major Non-compliance）：过程或程序文件中的重要的不符合事项，但其本身不影响献血者或患者的安全。

---

① 有关"阶段式"/滚动式审核咨询服务，可通过 EuBIS 官网（www.eubis-europe.eu）获得相关资料。
② 在描述缺陷时有相似的术语。但在本指南中，缺陷和/或不符合项定义为不符合项，具体的定义参见附录Ⅴ。

其他不符合项（Other Significant Non-compliance）：体系或过程中的不符合事项，但没有足够的信息将其归类为主要或严重不符合项。

观察项（Observation）：体系或过程中存在的不符合标准的不足之处。

有时存在多个其他不符合项的组合，虽然其中没有主要或严重不符合项，但合在一起可能成为主要或严重不符合项。这种情况应清楚地解释和报告。

血站负责人（Responsible Person）：血站执业许可证上的法定代表人。

（2）审核总体计划

审核总体计划规定了每个部门/机构的内部审核频率、审核日期、审核时间（例如：半天或两天）和审核范围，并确定审核员（当涉及多个审核员时，需确定一名审核组长）。审核总体计划还应包括所采用的标准（例如：计划设计进行一次全面审核，同时在血站指定部门进行两次特定审核，应明确说明采用这种审核方式的依据标准）。

5.2.1　职责（Responsibilities）

（1）质量保证部门

质量保证部门负责编制年度内部审核日程计划，将该日程分发给被审核方（例如被审核部门等），并公布批准的内部审核日程表。随后，质量保证部门根据审核范围指定审核组长并组建内部审核组。在"同行"审核体系中，还包括召集各自的技术专家。内部审核相关责任人负责确认年度内部审核日程表。一般而言，他们应是负责血站特定领域的高级工作人员（例如：行政管理者、机构主管、部门负责人）。

在包含多个分支血站的血液服务机构中，质量管理可以包含各分支血站的质量保证部门。质量保证部门通过监督进展情况，有助于协调纠正措施计划，并验证是否完成并实施了适当的措施。当所有不符合项完成整改时，当地质量保证部门会通知质量保证负责人。

质量保证负责人负责批准纠正措施计划，与管理层讨论基础设施缺陷或不符合项（例如：GMP设施改造）。此外，应至少每年与管理层〔例如：首席执行官（CEO）、主任〕召开通报例会（例如：管理评审），以总结不符合项、差错、纠正预防措施，包括血液成分质量的趋势分析和检测工作情况。该质量保证管理会议还应制定与未来管理决策规划同步的质量持续改进可能涉及的步骤（例如：新产品的制备或检验程序的实施）。

（2）内部审核组长

内部审核组长与被审核方商定审核日期，制定审核计划并发布审核文件；在内部审核期间管理审核组并主持首次会议和末次会议；确定观察到的不符合项的数量和类型，并准备审核报告，包括纠正措施计划；在适当时间安排评审会议，批准纠正措施计划，随后监督该计划的实施。

（3）内部审核员

内部审核员执行审核并记录不符合项细节。

（4）被审核方

被审核方为审核员提供引导，并配合审核工作，并就纠正措施和实施进程达成一致。被审核方负责在约定的时间范围内实施纠正措施，并在纠正措施完成后通知质量保证部门。

5.2.2　审核员的教育和培训（Education and Training of Inspectors）

为审核员制定教育和培训的书面培训计划是必要的。虽然欧洲血液法规没有明确规定，然而，人们普遍认为，被授权的审核员应具有生物科学或医学领域的专业背景，并具有血站或医院血库的工作经验。他们应该具备以下方面的知识：

- 国家和国际法规及标准，包括欧洲血液法规；
- 血站的组织和结构，包括不同地区的差异和共性；
- 血液和血液成分的采集、制备、检测、储存和配送过程；
- 血液和血液成分的发放和输注原则；
- 良好实验室程序的要求；
- 良好制备程序的要求。

内部审核员的培训内容应包括现有质量管理体系的详细知识和审核机构的要求（例如：报告表、审核表）。审核员还应接受审核技能（例如：风险导向审核方法，自上而下或自下而上的系统审核）、沟通技巧（开放式提问）、客观性（包括道德行为）和准确记录审核资料的培训。在大型血站中应由有经验的人员对内部审核员进行培训。相比之下，小型血站可与其所在地区的其他血站一起组织培训。

5.2.3 偏差及纠正措施的评价标准（Evaluation Criteria for Deviations and Corrective Action）

为评估整改的重要性和时间进度，应对内部审核期间观察到的偏差和不符合项进行分类，有几种不同的分类方案。外部审核中发现的偏差可分为严重、主要和其他不符合项。不符合项的分类与所需的纠正措施类型互相对应。

5.2.4 相关文件（Associated Documents）

5.2.4.1 内部审核记录（Self-inspection Record Trail）

审核期间，内部审核记录用于记录审核过程。审核记录应提供以下信息：

- 内部审核日期。
- 审核依据（例如：审核条款）。
- 涉及的组织/部门（应扩展到班组和岗位）。
- 内部审核的内容。
- 参与者名单（参与审核的人员）。最终审核报告中应提及这些人员。
- 审核员（他们的分工、姓名和签名）。内部审核报告只能由审核组长代表团队签署。
- 审核依据条款/审核区域清单，包括审核期对仔细观察到的细节记录。也可以包括在内部审核期间出现的工作人员姓名和/或与他们进行过交流的人员的姓名。
- 观察到的不符合项和/或偏差的清单。这些不符合项应准确指出整改的详细内容和措施。

EU-SOP 格式①模板可以在 EuBIS 审核指南的补充材料——审核培训手册中找到。内部审核记录可以单独使用，也可以和审核表一起使用。

5.2.4.2 内部审核手册（Self-inspection Guide）

内部审核手册详述了应审核要素要求。虽然有局限性，但它能帮助审核员完成核心要素的审核。以下信息与审核记录类似：

- 审核日期。

---

① EU-SOP 格式是 EU-Q-Blood-SOP 项目根据欧盟血液法规的要求编制的（www. equal-blood. eu 或 www. eubis-europe. eu）。

- 审核依据（例如：审核条款）。

- 涉及的组织/部门（可延伸到班组和岗位）。

- 审核内容。

- 参与者名单（首次会议和末次会议期间出席的所有人员以及参与审核人员的完整清单）。最终审核报告中应提及这些人员。

  注：在审核期间接受访谈的工作人员无需签名。这些人有可能在审核报告中的审核发现中被提及。

- 在首次会议和/或末次会议期间必不可少的人员，包括：
  - 审核陪同人员（内部审核期间负责组织协调的人员）。
  - 参与审核的人员（例如：机构主管、部门经理、技术组长）。

以上人员签名应归档保存。

内部审核手册将基于特定部门或生产活动的互认标准（例如：血液成分检测）。罗列的这些互认标准应该是现行有效的。EuBIS 审核培训手册中介绍了几项共同标准。因此，建议参考这些标准制定审核表。

审核记录中至少包括：

- 标准编号（例如：1、2、3 等）；

- 标准说明；

- 发现/证据；

- 结论/结果（分类）。

EuBIS 审核培训手册中的内部审核记录的示例是 EuBIS 审核指南的补充资料。

5.2.4.3 内部审核总结报告（Self-inspection Summary Report）

内部审核总结报告无固定格式，可以是叙述性的，也可以遵循一套模板。但是，无论使用哪种格式，必须包括以下要素：

- 审核日期。

- 审核依据（例如：审核条款）。

- 组织/涉及的部门（可延伸到班组和岗位）。

- 审核内容。

- 参与者名单（应列出姓名，可参考内部审核记录和/或内部审核表签字）。

- 审核员及其职责（即审核组长、专家等）。一般来说，内部审核报告的章节可以由不同的人起草，由审核组长代表审核组签字。

- 不符合项数量。
- 不符合项说明，包括分类。
- 纠正措施计划。
- 纠正预防措施（CAPA），包括以下内容：
  ○ 部门。
  ○ 人员。
  ○ 日期。
- 纠正措施：
  ○ 接受。
  ○ 不接受。
- 纠正措施跟踪验证人（姓名和日期）。

5.2.4.4　血站质量体系文件（SMF-BE）

SMF-BE 涵盖血站执业活动概况，包括关键人员姓名、设施、设备、文件、合同/协议、投诉和产品召回以及质量体系。

SMF-BE 提供的信息将由主管部门用于准备和实施审核。建议血站在内部审核周期内定期核实 SMF-BE 中的内容，为监管/外部审核做好准备。更多详情见附录 I。

5.3　内部审核中的质量风险管理（The Integration of Quality Risk Management into Self-inspection）

GMP 第 4 卷第Ⅲ部分中的质量风险管理 ICH Q9 文件中《欧盟药品管理条例①》指出，质量风险管理是一个"系统评估、控制、沟通和审查产品在整个周期内产品质量风险的过程。它既可以是前瞻性的，也可以是回顾性的。"

在内部审核过程中引入质量风险管理评估体系，有助于确保对质量风险的所有评估都基于科学知识、工作经验和保护患者的原则。

ICH Q9 提供了质量风险管理流程概况，见图 3。

---

① EudraLex，欧盟药品管理条例，第 4 卷，欧盟用于人和动物的药品生产管理规范指南，第Ⅲ部分相关文件。ICH Q9 EMA/CHMP/ICH/24235/2006，14，EMA，2015 年 9 月。

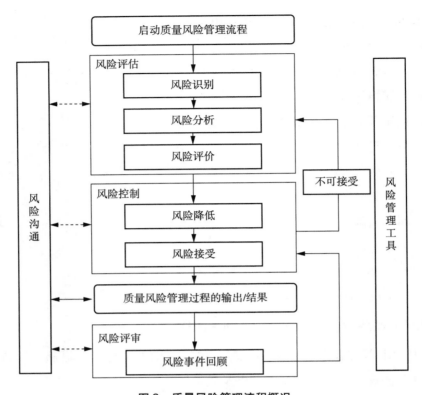

图 3 质量风险管理流程概况

（Figure 3 Overview of a Quality Risk-management Process）

有效的质量风险管理可以帮助血站管理者做出更好、更科学的决策，并增强管理者应对潜在风险的能力。为了使质量风险管理有效，血站和管理者都需要在决策过程和质量风险管理结果方面进行培训。

注：有关质量风险管理流程的更多信息，请参阅 GMP 第 4 卷第 Ⅲ 部分 ICH Q9。

5.4 内部审核流程（The Self-inspection Process）

本节总结了内部审核的详细步骤。一般来说，在质量管理部门建立一套统一的体系文件是非常必要的。质量管理/保证部门和其他部门的主要负责人制定审核总体计划。该计划规定每个部门的内部审核频率，包括日期、持续时间（例如：半天或两天）、范围和内部审核员。根据审核总体计划，可以采取以下步骤：

（1）内部审核前

包括：

- 准备内部审核计划和内部审核组分工（见表3）：
  ○ 确保可以获得被审核部门现行工作流程的最新信息；
  ○ 识别自上次内部审核以来部门内发生的显著变化和审核标准的所有变化；
  ○ 回顾部门以往的内部审核和外部审核报告；
  ○ 确定详细的内部审核范围和内部审核组的分工和职责。
- 确定审核日期及审核细节（见表4）：
  ○ 根据审核范围，确定审核日程（时间进度）、需要参加的人员（被审核方）和审核日期；
  ○ 通知被审核部门具体的审核日期和时间进度。
- 根据内部审核指南准备审核记录。

  审核记录可参考审核培训手册附录 I 中的模板。

（2）内部审核中

包括：

- 审核实施及准备审核报告草稿（见表5）：
  ○ 召开内部审核会议（首次会议），确定审核范围、日程和审核过程。
  ○ 按照审核表和日程进行审核。在审核过程中，应使用审核记录（请参阅 EuBIS 审核培训手册中的模板）。
  ○ 审核结束时，起草一份审核报告草稿，其中包括建议的纠正措施预计完成日期（该报告应由审核组长完成，可以手写，也可以使用 EuBIS 的审核报告模板）。
  ○ 召开末次会议（确定审核结果，包括对审核期间发现的不符合项的分类）。确定由谁对审核结果做出确认，并确认纠正措施的预计完成日期。

（3）内部审核后

包括：

- 准备审核报告终稿及商定纠正措施计划（见表6）。
- 监督纠正措施的实施进展（见表7）：
  ○ 评估和确认审核部门收到的整改措施证据（包括纠正措施计划）的接受性。
  ○ 验证纠正措施计划，必要时追加审核。
- 审核关闭（见表8）。

表3~表8更详细地说明了内部审核的各个步骤。图4为完整的内部审核

流程图示例。

表3 准备内部审核计划和内部审核组分工
（Table 3　Prepare Inspection Plan and Assign Inspection Team）

步骤（Step）	职责（Responsibility）		说明（Description）
1	**质量保证部门** 准备审核日程草案（审核总体计划）	1.1	根据前几年的审核情况，编制年度审核日程草案 确定本次审核的范围（范围应由血站负责人正式批准）
2	**审核涉及相关方** 确定审核日程	2.1	查看年度审核日程
		2.2	如有必要，可修改审核日程
		2.3	确定年度审核日程
		2.4	在会议记录中描述确定过程 设定时间点：审核日程开始前4周
3	**质量保证部门** 批准审核日程（质量保证负责人）	3.1	如有需要，审核涉及相关方均可参与
		3.2	举办修改审核日程会议 批准修改过的审核日程
4	指定审核组长 （在小型血站，审核组长、审核员和质量保证负责人可能是同一个人）	4.1	每次审核都要指定审核组长/审核员，记录审核范围
		4.2	将分配的审核任务告知（例如：通过电子邮件）审核组长 设定时间点：审核日程开始前4周
5	组建审核组	5.1	选定审核组成员，并记录各自的分工职责。决定所需的内部或外部技术专家
		5.2	将分配的审核任务告知审核员或者技术专家

表4 确定审核日期及审核细节
（Table 4　Agree Inspection Date and Verify Inspection Details）

步骤（Step）	职责（Responsibility）		说明（Description）
6	**审核组长** 确定审核日期	6.1	联系被审核部门 设定时间点：在预定审核月份的4周前
		6.2	确定具体审核日期 通过质量保证部门与被审核部门保持联络
7	制定审核计划	7.1	确定审核范围并与质量保证部门确认细节
		7.2	如有必要可修改审核范围

表 4（续）
[Table 4（Continued）]

步骤（Step）	职责（Responsibility）	说明（Description）	
7	制定审核计划	7.3	回顾被审核方上一次的审核报告
		7.4	制定审核计划 可能包括审核前的实地走访 审核范围的重大变更需要得到血站负责人的批准（见步骤 1）
8	与质量管理部门确定审核细节	8.1	与被审核部门确定审核细节，确认： ● 审核日期和时间 ● 审核员 ● 审核范围和计划 ● 陪同人员 ● 其他要求（会议室或者 IT 设备等） 设定时间点：在预定审核月份的 4 周前
9	联系审核组成员	9.1	与审核组成员确定审核细节并发送以下文件： ● 审核范围 ● 审核计划 ● 审核工作表
		9.2	确认食宿安排等

表 5　审核实施及准备审核报告草稿
（Table 5　Perform the Inspection and Prepare Draft Report）

步骤（Step）	职责（Responsibility）	说明（Description）	
10	**由审核组长领导的审核组召开首次会议**	10.1	与被审核部门一同召开首次会议： ● 双方进行自我介绍 ● 解释审核的目的 ● 确认审核范围 ● 说明审核将按照一定的指南、政策和程序进行 ● 介绍审核如何进行 ● 确认时间表

表 5（续）
[Table 5（Continued）]

步骤（Step）	职责（Responsibility）	说明（Description）	
11	审核实施 审核工具和审核方法 • 审核工作表 • 提问 • 现场察看 • 查看文件和记录	11.1	审核实施
		11.2	被审核方确认不符合信息
		11.3	准确记录审核结果
		11.4	确定审核结果是以下哪种情况： • 严重不符合项 • 主要不符合项 • 其他不符合项 • 观察项
		11.5	将审核发现报告审核组长
12	起草审核报告草稿	12.1	由审核组长负责组织汇总，并起草审核报告草稿
		12.2	使用审核报告模板，包含以下内容： • 审核的细节 • 不符合项的具体描述 • 适用条款（指南、政策、程序） • 不符合项的严重程度 • 原因 • 所有现场察看 • 未审核的内容（例如：未检查的过程）
13	召开末次会议 审核组长主持，审核员、负责人和质量保证部门参加	13.1	召开末次会议： • 感谢被审核方及审核员 • 复审审核发现 • 纠正不准确的审核发现 • 说明审核汇报安排 • 强调需要立行立改的审核发现 • 提及审核发现的亮点 • 提问与讨论

表 6　准备审核报告终稿及商定纠正措施计划

（Table 6　Prepare Final Inspection Report and Agree on Corrective Action Plan）

步骤（Step）	职责（Responsibility）	描述（Description）	
14	**审核组长** 准备审核报告终稿	14.1	使用审核报告模板准备审核报告终稿
		14.2	将报告终稿邮寄和/或发送电子邮件至被审核方的质量保证部门 设定时间点：末次会议后的 10 个工作日内

表 6（续）
[Table 6（Continued）]

步骤（Step）	职责（Responsibility）	描述（Description）	
15	审核和不符合项详细内容的文件记录	15.1	在年度审核计划中记录审核日期和执行情况
		15.2	在"集中"审核过程中记录审核和不符合项的细节
		15.3	质量体系的审核记录要附审核报告的电子版
		15.4	通知质量保证部门，审核报告已记录在案
16	**被审核方的质量保证部门** 接收审核报告	16.1	接收审核组长的审核报告
		16.2	将审核报告发送给（例如：通过电子邮件）被审核方
17	召集会议	17.1	召集被审核部门召开会议，分析审核报告，制定纠正措施计划
18	制定纠正措施计划 在考虑纠正措施计划的风险性和复杂性的基础上，计划要有可行性	18.1	复核审核报告
		18.2	与被审核方的质量保证部门就以下问题达成一致： ● 问题根源 ● 纠正措施 ● 预定完成日期 ● 纠正措施负责人 ● 原因确认
		18.3	如果问题无法在当地解决，请将不符合项提交给上级主管部门
19	**被审核方的质量保证部门** 记录纠正措施	19.1	记录纠正措施需准备： ● 工作记录 ● 程序变更记录（例如：确认数据）
		19.2	纠正措施如果需要多个部门共同完成，则确定各自的"支持措施"
20	**审核组组长、质量保证负责人和被审核方的质量保证部门** 评审纠正措施计划	20.1	安排会议评审纠正措施计划
		20.2	评审纠正措施计划
		20.3	建议的纠正措施及其预定完成日期是否可接受？ 列出： ● 可接受和不可接受项目的数量 ● 将这些项目的简要汇总发送给被审核方 ● 确定修改后的纠正措施计划 设定时间点：末次会议后 30 个工作日内

表 6（续）

[Table 6（Continued）]

步骤（Step）	职责（Responsibility）		描述（Description）
21	确认纠正措施计划	21.1	确认纠正措施计划，并在质量保证系统中记录确定的纠正措施计划
22	实施纠正措施	22.1	按照确定的纠正措施计划实施纠正措施
		22.2	完成每个纠正措施后，通知被审核方的质量保证部门
		22.3	如果纠正措施不能在预定日期前完成，通知被审核方的质量保证部门，并说明原因

表 7 监督纠正措施的实施进展

（Table 7 Monitor Progress against Corrective Action Plan）

步骤（Step）	职责（Responsibility）		描述（Description）
23	被审核方的质量保证部门 根据纠正措施计划监督实施进度	23.1	根据纠正措施计划监督纠正措施的完成情况
		23.2	接收纠正措施已完成的通知
		23.3	验证纠正措施已完成且有效
		23.4	如果必要可修改纠正措施预计完成日期，但必须有合理原因并注明原因
		23.5	将修改后的审核计划和时间表告知被审核方
		23.6	记录实际纠正/支持措施的详细信息
		23.7	完成每一项不符合项的整改
24	通知质量保证负责人	24.1	通知质量保证负责人所有纠正措施已完成

表 8 审核关闭

（Table 8 Close Inspection）

步骤（Step）	职责（Responsibility）		说明（Description）
28	审核关闭	28.1	收到被审核方质量保证部门的通知，所有纠正措施已完成
		28.2	审查纠正措施
		28.3	以文件方式记录审核关闭

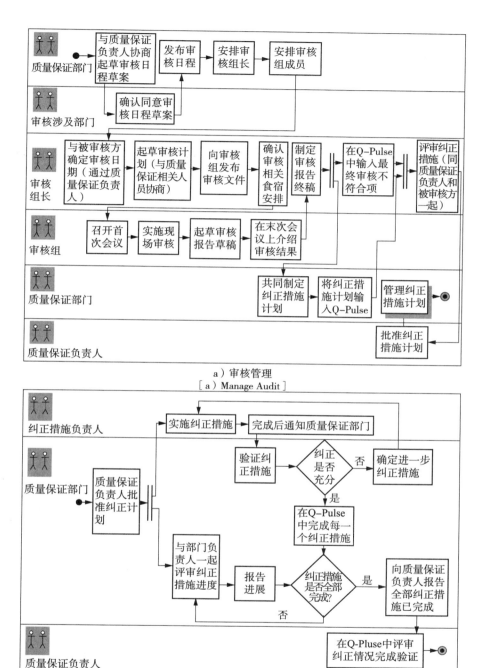

a）审核管理
[a] Manage Audit

b）纠正措施计划管理
[b] Manage Corrective Action Plan

图4　完整的内部审核流程图示例①

（Figure 4　Example Flow-chart for an Integrated Self-inspection System）

———————————

① 流程图显示的是英国国家血液与移植服务中心（NHS-BT）在实施同行审核时使用的内部审核流程。

6

>>> 主管部门审核（Inspections by Competent Authorities）

国家相关主管部门对血站的审核是有具体要求的。指令 2002/98/EC（第 8 条第 1 款）要求成员国组织审核和采取控制措施，确保血站符合其规定。审核程序由代表主管部门的官员执行，涉及血站和受委托执行评估和验证程序的第三方机构。审核程序包括收集供检测和分析的样品，并要求提供与审核有关的文件（第 3 款）。

监管审核过程应是正式和客观的，根据所采用的标准，评估一个血站是否遵从欧盟的血液法规和其他有关要求，并识别所存在的问题和缺陷或不符合项。为了更好地理解这一过程，下面章节介绍了与执行这一法规要求有关的几个方面的背景情况。尽管这些内容关注的是欧盟的血液法规，但也考虑了由 EUSTITE 项目联盟为组织细胞库审核而制定的审核标准和准则。

6.1 审核员资质（Qualifications of Inspectors）

6.1.1 教育背景（Education）

虽然欧盟法规没有对血站审核员的教育背景和工作经验提出具体要求，但一般认为他们应拥有医学、药学或其他生命科学领域的毕业文凭、证书或其他正式资质证明。

这些要求在很大程度上也反映了指令 2002/98/EC 对血站负责人的要求

（第 9 条第 2a 款）。①

6.1.2　工作经验（Experience）

拥有血站和组织细胞库的实际工作经验对有意成为一名审核员的人有明显好处。了解医院流程、制药行业的生产作业或监管要求也被证明是"有益的"。审核员应具有较强的沟通能力、判断力和反应力。一经聘用，通常会接受基本的入职培训（例如：质量管理体系方面的相关培训），然后才会接受特定领域（例如：血液成分）的专门培训。审核员的能力应定期评估。

6.1.3　培训（Training）

总体上，欧盟法规并没有对审核员培训作出具体规定。

尽管如此，成员国审核员应具有履行这一职责所需的资质和工作经验。然而，无论个人的资质和经验如何，由于工作的特殊性质和工作职责，可能需要基本培训和上岗培训。培训通常由国家审核员提供。

基本培训涵盖了审核员所必需的一般要求，包括审核技能的原则（例如：基于风险的方法）。它还包括：

- 以预备审核员身份同有资质的审核员一起参与的多次现场审核；
- 实习期间至少进行两次现场审核；
- 作为一名审核员，在一名有经验审核员的指导下进行两次现场审核。

主管部门授予审核员的资质，包括对其个人业绩进行的评价，使得一名审核员能够成长为审核组长。

根据预备审核员的教育程度及工作经验，可以省略基本培训课程，而直接从专业培训开始。专业培训关注培养优秀审核员所需的基本要求。这些专业培训包括对血站进行参观，以便预备审核员熟悉血站的整体流程、功能和运行方式。最好去不归同一个主管部门管理的血站进行参观。

为了使审核员了解最新情况，通常定期进行专业培训。此外，还应有计划地进行持续的培训。

培训项目通常有：

---

① 用于组织细胞采集和组织库审核的 EUSTITE 指南建议"审核组中至少有一名成员应具有与被审核方的负责人同等的资质，或具有审核所必要的教育背景和工作经验"。

（1）基本培训项目

包括：

- 欧洲血液法规（指令）；

- 欧洲药品法规；

- 针对血站的欧洲和国际质量管理标准［例如：GxP 法规（GMP、GDP、GLP），欧洲理事会指南，PIC/S 指南，WHO 指南］；

- 成员国的认证、指定、授权或许可制度；

- 成员国实施的国家法规；

- 成员国人体血液和血液成分相关的国家卫生系统和组织结构；

- 国家/国际监管机构和审核员组织；

- 全国血液供应组织；

- 审核技能（例如：基于风险的方法，自上而下或自下而上的系统审核）；

- 沟通技巧（包括开放式提问）；

- 客观性包括伦理行为；

- 为形成书面证据而进行的准确记录。

（2）专业培训项目

包括：

- 质量管理原则（例如：风险和差错管理、变更控制原则）；

- 通过理论和实践培训（采集、检测、制备、储存和配送），对需要审核的流程和设备有一定的了解，实际培训可包括参观血站；

- 数据处理和保护系统；

- 输血传染病；

- 实验室技术/体外诊断试验（筛选试验）；

- 一般卫生要求；

- 环境的详细设计、验证和维护；

- 血液安全监测系统（包括回顾程序）；

- 风险和差错管理。

（3）继续教育项目

包括：

- 标准、指南和法规；

- 新技术；

- 与血液和血液成分相关的最新进展。

6.1.4 职责（Responsibilities）

审核员的职责是核实血站提供的信息是否准确，所有程序是否符合欧洲血液法规。

作为主管部门的代表，审核员有执行审核和控制措施的书面授权[1]。授权包括编写关于血站的详细报告，使主管部门能够认证、指定、授权血站或给血站颁发许可。审核员还评估血液和血液成分制备过程的适宜性。

审核员是不可能在一次审核中检查到所有区域和文件。因此，审核员对因为时间条件限制或无法审核某些过程而导致遗漏个别的不符合项的情况不负有责任[2]。

审核员在进行审核时，通常要了解外部审核所造成的特殊情况（例如：精神紧张）。审核应尽量创造一种积极和开放的氛围，表明审核将不仅仅限于发现缺陷或不符合项。对于所观察到的不符合项类别，审核员应给出明确的原因解释。如果感觉被审核者不接受或不认同所发现的不符合项，审核员应就法规和法律背景以及有关条款提供明确的说明。

6.1.5 保密信息（Confidential Information）

保密是审核过程的一个基本要求。因此，国家审核员组织和审核员建议被审核血站将审核前中后获得的口头、书面或观察表中的保密信息，按照保密法要求和为保护公众健康进行信息公开的相关法律的要求去处置。

在血站持有特定检测或生产工艺的个人注册或专利，或第三方已就某些工艺签署许可协议的情况下，遵守保密要求尤为重要。

因为人事档案（资料）是高度机密的，审核员的查阅可能受到国家条例的限制，所以为验证人员资质而查阅人事档案（资料）需要使用谨慎的方法。

为了适应与人员有关的严格保密要求，可以使用一份简要档案，其中包含工作人员的学历教育和岗位资质，还包括工作人员接受的内部或外部继续教育。

---

[1] 指令 2002/98/EC，第 8 条。
[2] Eustite 审核指南，第 2 章。

6.2 审核计划和能力评估（Inspection Planning and Capacity Assessment）

实现成功审核重要和关键的第一步是在国家层面出台合理的规划和文件。主管部门（审核机构）负责制定审核计划，以符合指令 2002/98/EC 最低要求，即"至少每两年进行一次审核"。

因此，制定审核计划时首先需要统计成员国血站的确切数目和执业活动的概况，同时考虑以前审核中的不符合项。概况还应包括执业活动变更报告（如血液成分注册状态）或者由被审核方或第三方报告的事件/事故（如严重不良事件）。

主管部门根据执业情况决定审核所需审核员的资质和人数。一般来说，血站数量与审核员人数的比例因成员国的规模和执业情况而异（见表9）。

成员国中新成立的审核机构有必要起草一份年度审核总计划，这些总计划会明确指定审核组和设置审核日期，并且评估审核员的能力。

表 9　各成员国受训的审核员与血站的比例关系（EuBIS 调查 1.0，2008）
[Relation between Trained Inspectors and Blood Establishments in Various Member States（EuBIS survey 1.0，2008）]

成员国 （Member State）	审核员/人数 （Inspectors/N）	血站/个数 （Blood Establi- shments/N）	人口/百万 （Population/Mio）	比例 血站/审核员 （Relation BE/Inspector）
1	10	12	8	1
2	4	48	10	12
3	30	159	82	5
4	6	17	62	3
5	3	64	10	21
6	5	5	4	1
7	45	324	58	7
8	6	5	60	1
9	5	4	10	1

6.3 审核分类（Classification of Inspections）

审核可以根据实施审核的日程进行分类。

6.3.1　授权审核（Authorisation Inspection）

授权审核是为了评估特定的情况（例如：在新血站/新设施/新执业活动开始运行前，为获取许可证）。一般来说，这些审核需要比较长的时间才能完成，因此必须在计划过程中列入额外的时间，以便于灵活掌握进展。但是，对审核范围和审核组成员的评估可参考以往类似的审核经验。

6.3.2　常规审核（Routine Inspection）

根据指令 2002/98/EC 第 8 条，常规审核意味着至少每两年对血站进行一次审核。审核的安排要考虑到以往审核报告中对个别血站的风险评估结果。

6.3.3　产品/流程相关审核（授权变更控制）[Product/Process Related Inspection（Change Control of Authorisation）]

除了常规审核外，当要求审核员查看某个特定的产品/流程的相关变更时，就意味是一个产品/流程相关的审核。变更可能是一个新的或修订的流程，可能会影响产品规格。因此可对个别血站的特定区域进行审核，例如在血站已就影响产品规格的工艺变更发出公告，和/或已由主管部门批准这些工艺的情况下。审核的时间表和复杂性取决于审核机构的风险评估，并以血站提供的信息为基础。如果风险评估只显示有微小的修改，审核机构可接受以验证数据为基础的书面证据，并将审核推迟到下一次常规审核时进行。

6.3.4　不良事件相关审核（Event-related Inspection）

如果血站或第三方报告了严重的不良事件或反应，则应在短时间内安排这类审核。主管部门要求这类审核要对流程进行特定的风险评估。如果产品质量受到供应商提供的设备、耗材或物料的影响，也可以审核这些供应商提供的证据。

6.3.5　非常规/飞行审核（Non-routine/Unannounced Inspections）

与上述审核类型的情况相反，非常规/飞行审核是在下发通知后很短时间内或未提前通知的情况下进行的。未提前通知的审核通常是由于涉嫌"非法或欺诈活动或严重违反法律规定，可能使献血者或受血者面临风险[①]"。这种审核也可能是由于另一成员国主管部门或该成员国本身的另一官方部门要求调查某些具体问题而进行的。在这种严重的情况下，审核组成员可包含来自法律部门的代表（例如：检察官）。

6.3.6　审核频率（Frequency of Inspections）

主管部门拟订详细的审核方案，并安排对某个血站的审核日程。为了遵循审核日程，需要配备足够的资源，以保证审核顺利进行。

虽然两次审核和控制措施之间的间隔不得超过两年，但在此期间可以进行其他类型的审核。这些审核可以集中于特定区域或流程（例如：不符合项或新程序），也可以是对更新过的 SMF-BE 进行审查（格式范例详见附录Ⅰ）。

6.4　审核计划和审核评估（Planning for and Assessment of an Inspection）

主管部门在计划审核时，应考虑对血站进行全面的评估。对于常规审核，可依据下列标准：

- 血站的执业活动概况：
  - 血液成分生产的数量；
  - 不同生产区域或设施；
  - CE 认证检测系统和/或内部检测系统；
  - 根据采用移动或固定采血设施确定的采血类型（内部或外部）。
- 血站制备的血液和血液成分的种类和规格：
  - 标准的血液产品；
  - 其他相关产品（例如：粒细胞、淋巴细胞）；
  - 血浆制备生产的相关产品（例如：原料血浆、冷沉淀）。
- SMF-BE 的遵从性；
- 以前审核中不符合项的数量和严重程度；
- 发生的不良事件/反应或召回的血液产品数量。

---

① EUSTITE 操作手册，第 3 章。

6.5   无现场审核或现场审核中止的符合性核实（Compliance Verification Pending or in Absence of a Site Visit）

当无法进行现场审核时，可能会出现符合性核实。在这种情况下，可以采取另一种方法，以确保血站的活动符合欧盟法律和国家要求。在充分考虑风险评估的情况下，评估修订后的血站质量体系文件，可为主管部门提供另一种监管方法（例如：用有关产品/流程的审核代替常规审核）。

为了完成符合性核实，主管部门首先需要从血站接收更新后的质量体系文件。这些文件应该包括所有不符合项以及如何处置这些问题的文件记录。此外，亦应包括负责人确认以上内容准确的签名。然后，审核员可以对文件进行评估，以确保符合法规要求。如果出现具体的技术问题，可以征求与血站无利害关系专家的意见。

对血站现有程序的所有修改或引进一个新程序的信息资料，必须纳入SMF-BE 并提交主管部门批准。

6.6   审核组人员构成（Composition of the Inspection Team）

审核组配备适当的审核员对审核的有效开展是必不可少的。通常，审核组由两名审核员组成，每名审核员都应具备特定的经验。要避免一名审核员进行审核的情况。

（1）审核组长

指派一名审核组长，负责协调审核活动并汇报审核发现和结论。

（2）预备审核员

预备审核员可跟随审核组，以便观察审核程序和获得实践经验。一般来说，审核组中只安排一名预备审核员。预备审核员在有经验的审核员指导下进行审核。

（3）技术专家①

当需要特定领域的专业知识（例如：GMP 洁净室设施）时，审核组长可邀请相关领域专家协助审核。专家没有审核责任，必须遵守所有保密协议，避免任何利益冲突。

---

①　EUSTITE 手册，第 2 章。

6.7 审核类型（Type of Inspection）

根据要审核的范围，审核分为 3 种类型。

- 全体系评估（General System Evaluation）：此审核主要针对质量管理体系或文件，包括为确保血液及血液成分质量和安全所实施的总的质量方针。质量方针的审核可以通过文件审核完成。例如，查看外部能力测试结果报告、差错和风险管理，或者文件变更控制记录。

- 技术和流程评估（Technical and Process Evaluation）：这种审核关注评估工作中的实际操作。重点监测血液和血液成分采集、检测或制备过程中涉及的不同级别工作人员的处理程序和资质。技术和流程评估还包括对该流程质量结果的验证。当对一个创新流程或已授权流程的重要变更进行评估时，这种类型的审核非常重要。审核还可以侧重于质量控制或检测实验室或第三方机构。

- 分包方或第三方评估（Subcontractor or Third Party Evaluation）：对成员国境内分包方的审核取决于血站的执业活动概况①。

在血液或血液成分的检测或制备全部或部分分包给外部机构的情况下，分包方是否遵守现行质量和安全法规的明确证据必须记录在案。关于分包的例子有：外部核酸检测病毒标记物或其他血站提供的血液成分。

评估可以通过分包方提供的文件（例如：主管部门对该分包方发出的"合格声明"、批次验证和/或 CE 符合性声明）或对外部现场的审核来实现。

血站有责任核实分包方和/或关键物料（例如：医疗器械、体外诊断试剂）的第三方供应商是否符合欧盟法律和/或其他相关法规的要求。

6.8 审核日程（Inspection Schedule）

在审核血站之前编制审核日程有利于审核工作的进行。审核日程确定了需要注意的问题，特别是在对 SMF-BE 的审核中已经确定的问题，描述了在先前审核中已经发现的问题，并说明了需要处理的其他问题。

---

① 指令 2002/98/EC 第 8 条第 3 款："检查血站以及依据第 5 条所述的指定、授权、认证或许可持有人委托的境内任何第三方的设施，要依据第 18 条完成评估检查程序"。

血站若在审核前已知晓以下情况，同样有利于审核进行：

- 审核的目的和范围；
- 审核的日期和时间；
- 审核组成员及其各自的分工；
- 审核期间需要在场的血站工作人员；
- 每个主要审核活动（场所、流程等）的预期时间和持续时间；
- 首/末次会议的时间；
- 书面审核报告传送所需的大致时间进程。

7

>>> **审核实施（Conduct of Inspection）**

7.1 审核前的程序（Inspection Procedures—Before Inspection）

在审核血站之前，审核组先要熟悉血站。他们需要：

- 检查 SMF-BE 的内容，特别是它是否遵守欧盟血液指令和相关国家法规；
- 审查制备的血液成分种类和使用的工艺流程；
- 查看上一次的审核报告；
- 审查针对上一次审核的跟踪验证工作（如果有）；
- 审查自上一次审核后出现的任何血液或血液成分召回事件；
- 记录上一次审核后报告的任何严重不良事件或严重不良反应（SAE 或 SAR）；
- 注意与被审核单位相关的所有国家标准或指南。

在审核之前，被审核的血站应提供以下信息：

- SMF-BE（见附录 I）；
- 血站的执业许可证；
- 上一次审核后的重大变化；
- 根据要求提供 SOP 和其他类型文件。

7.2 审核中的程序 (Inspection Procedures—During Inspection)

7.2.1 首次会议 (Opening Meeting)

自首次会议开始即进入审核程序，参会人员应包括血站的高层管理人员、各部门责任人和质量保证人员。会议的目的是：

- 介绍审核组和参与审核的血站人员，以及他们的职责；
- 概述审核的目的和范围；
- 讨论审核日程；
- 审查血站的管理组织结构；
- 确定审核期间可能需要的文件；
- 重申现场审核的机密性。

为了了解被审核的血站的概况，审核组应要求被审核单位提供以下信息：

- 质量管理体系文件；
- 组织的质量方针；
- 自上一次审核后设施、设备、流程和人员发生的重大变化；
- 未向主管部门上报的不符合项是如何解决的。

如果是一个团队进行审核，则需要一个单独的房间进行内部沟通会议。

如果审核组是首次参观血站，可以在首次会议之后进行简短参观，以便熟悉现场。

7.2.2 审核的关键要素 (Key Elements of the Inspection)

血站审核过程中涉及的要点有：

- 质量管理：
  - 质量体系和质量保证；
  - 风险管理系统。
- 人员和组织结构（人员、培训和资质）。
- 场所（献血者选择、血液采集、检测和加工、储存和废物处理的区域），例如：用于清洁消毒、预防交叉污染等的 SOP。
- 设备和物料，例如：对过程变更的控制（安装确认、操作确认和性能确认）进行审查。

- 血液安全监测系统：
  - 可追溯性（例如：使用的编码系统）；
  - 不良反应或事件。
- 血液采集、检测和加工：
  - 献血者的必要条件（例如：有献血者知情同意书的献血者记录）；
  - 采集程序（例如：SOP、记录）；
  - 移动采血设备或站外采血点（如果有）；
  - 实验室程序（例如：样本的处理）；
  - 检测（例如：验证记录）；
  - 包装和标识；
  - 血液成分放行（产品安全和质量的确认）。
- 储存和配送（例如：符合良好配送规范）。
- 合同管理。
- 不符合项：偏差、投诉、召回、纠正预防措施。
- 内部审核、审核及改进。
- 质量控制。
- 与执业许可证申请评估有关的问题（例如：授权审核）。
- 确认的其他具体问题（例如：被审核方承诺未来要做出的改正措施）。
- 评估 SMF-BE（例如：所有变化要更新）。

EuBIS 审核培训手册以及其他在用的互认审核标准中都进一步阐述了关键要素的细节要求。

7.2.3 审核实施（Practical Implementation）

通过现场文件评估，对工作人员提问确定其能力，查看设施，以及观察/调查采集、检测、加工、储存、配送血液和血液成分的操作，重点核实 SMF-BE 中包含的信息。

审核实施可以分成以下两类：

- 全体系相关的审核；
- 过程/产品相关的审核。

全体系评估是一个静态过程，主要是针对质量管理文件的评估。

相反，过程评估是一个动态过程，这需要审核员现场察看血站所有的操作场所。审核员可以直接接触不同岗位的员工。

两种类型的审核都需要识别能证明血站整体质量的关键要素。

全体系相关审核包括：

- 岗位描述和责任人的职责；
- 员工培训；
- SOP 的维护（例如：变更控制）；
- 验证（过程）；
- 确认（设备、设施）；
- 采购；
- 分包方或第三方合同（如果适用）；
- 内部审核系统/内部审核程序①；
- 质量控制（例如：随机抽样分析的结果）；
- 献血者选择标准；
- 检测；
- 投诉、不符合项、召回等的管理；
- 不良事件和反应的管理；
- 回顾程序；
- 复检献血者样本的保留；
- 数据处理、保密性。

过程/产品相关的审核是现场审核活动过程，可以顺着从献血者到血液成分配送这条"血管—血管"链条进行部分审核。这项审核包括：

- 献血者管理系统（例如：献血者登记）；
- 追溯每单位的血液或血液成分从献血者到其终端②（例如：献血者的识别、标识）；
- 与审核的特定过程相关的 SOP；
- 文件，包括相关记录、纸质记录或电子记录；
- 卫生和清洁程序；
- 环境监测（例如：不同执业区域的废弃物的特定监测）；

---

① 尽管审核者通常不会查阅内审报告，但必要时也需查看相关报告。

② 指令 2005/61/EC，第 1 条：终端可能是受血者、药品生产商或者报废处理，反之亦可溯源。

- 设备维护（例如：记录表单）；
- 质量控制数据，起始物料、中间产品和终产品；
- 确保产品规格一致的相关质量控制检测；
- 放行程序；
- 储存和配送。

7.2.4 献血者选择与血液采集（Donor Selection and Blood Collection）

7.2.4.1 献血者选择要求（Donor Selection Requirements）

指令 2004/33/EC 附录Ⅱ的 B 部分要求每个献血者不仅要向血站提供可以证明身份唯一性的材料，还要提供他们的病史。因此，每个血站都必须有献血者登记记录，包含献血者提供的信息以及献血过程中产生的任何临床数据。献血者登记信息包含以下内容：

- 献血者的身份（姓名、性别、出生日期）；
- 联系方式（例如：地址）；
- 献血者的健康状况和病史；
- 献血者健康征询表；
- 知情同意书；
- 自我排除表（如果国家法规有要求）。

这些记录的保存必须遵守指令 95/46/EC 关于个人数据处理方面的保护要求以及指令 2002/98/EC 第 24 条的数据保护和保密规定。这些记录必须清晰和永久保存。

建议通过带有照片的证件（例如：护照、身份证、驾照）核实献血者的身份。

根据指令 2002/98/EC 和/或等效的国家要求，审核员检查献血者选择程序及其记录要符合以下方面的要求：献血者身份核实、献血者选择或延期献血的标准列表、献血者征询表的完整、献血者知情同意书、病史以及识别可能导致献血延期的风险行为。

检查确定存在献血者选择过程的 SOP，并且由受过培训的人员评估选择过程并记录结果。

通过检查至少两个献血者登记记录中以下内容来审核献血者登记要求：

- 填写完成的献血者健康征询表；

- 自我排除表（如果国家法规有要求）；
- 献血知情同意书；
- 献血者既往献血史（例如：献血频率、健康状况和病史）；

过程审核在相关业务活动开展的同时进行。这包括：

- 献血者身份识别；
- 健康检查；
- 献血前检查（例如：血红蛋白、血压、体温）；
- 献血者献血史复核和接受/延期献血。

7.2.4.2 血液采集要求（Blood Collection Requirements）

关于血液和血液成分的采集工作，审核员需核实：它是在保护献血者健康和献血安全的条件下由受过培训的人员操作执行，并且符合 SOP。

过程审核在相关业务活动开展的同时进行。这包括核实：

- 献血者身份；
- 一次性无菌针头和采血袋/机采耗材的使用；
- 采血袋/机采耗材包装和检测留样管的唯一性标识；
- 正确的皮肤消毒；
- 献血时长和献血量；
- 血液成分的储存和运输。

7.2.4.3 可追溯性要求（Traceability Requirements）

对于采集的每份血液或血液成分，必须有足够的数据确保可追溯性。这包括：

- 血站的代码；
- 献血者标识；
- 采集的血液和血液成分的识别/描述。

此外，审核应涵盖：

- 任何严重不良事件或反应的报告以及相关的纠正措施；
- 产品召回程序；
- 回顾程序。

7.2.5 场地和设备审核（Inspection of Premises and Equipment）

审核包括集中式考察血站中与血液和血液成分有关的采集、检测、加工、储存和配送的所有场地和设备，包括：

- 血液的采集和加工区域；
- 移动采血设备或站外采血点（如果有）；
- 血液检测区域；
- 已放行或未放行的血液和血液成分储存区域；
- 血液成分转运的相关设备（包括移动采血设备和/或站外采血点）；
- 运输已放行血液成分的相关设备；
- 一次性物料（例如：血袋、检测试剂盒、标签）储存区域；
- 废弃物处理区；
- 设施的保障（例如：温度控制系统，空调/加热系统）。

审核还包括对称量设备、血浆分离机、细胞计数仪、离心机、分离设备、无菌接管器、热合机、速冻机、辐照器以及用于血型和传染性标记物检测的专用设备进行审核。

如果存在特殊问题或要求，审核工作可能集中在血站的一个部门（区域）。

在现场审核期间，审核员对观察到的不符合项应立即通知血站相关人员。

7.2.6 实验室检测 (Laboratory Testing)

在审核之前，审核员查阅 SMF-BE 以确定血液检测是由血站承担还是由第三方实验室进行。

审核员通过以下方式验证是否符合指令 2002/98/EC（附录 IV）的检测要求：

- 通过检测程序追踪一些献血者。
- 确认所使用的每项检测经过确认或认证。
- 检查是否根据制造商的说明书进行检测。如果检测过程被更改，实验室必须提供充足的验证以证明性能相当。
- 检查新批次的试剂盒使用之前是否进行验收程序。
- 检查试剂盒性能验证记录，验证使用下述内部质控方法：
  - 参考标准校准设备精度。
  - 为发现检测期间发生的漂移，每隔一段时间用标准品（或对照品）进行测试。
- 检查设备使用记录和维护记录。

- 检查外部能力验证的结果。

如果血站已经转包第三方实验室检测，审核员需验证：

- 血站与外部实验室签订的合同；
- 外部实验室由主管部门授权进行合同活动；
- 外部实验室由血站或适当的第三方定期审核；
- 血站检查实验室是否符合检测要求并定期参与和通过外部能力测试。

7.2.7 加工和储存（Processing and Storage）

审核员通过以下方式验证与法规要求的符合性：

- 通过标准血液成分的加工步骤溯源每一次献血的所有相关过程记录；
- 审查特殊加工步骤（例如：洗涤、小规格血液分装、浓缩、白细胞过滤、辐照）的文件；
- 根据统计过程控制，检查质量保证结果，以监测血液成分指标（包括微生物学检测）；
- 审查血站使用的耗材（例如：含保养液和添加剂的血袋、洗涤细胞成分的溶液）的接收程序；
- 检查设备使用记录和维护记录；
- 检查生产区域血液成分的放行过程；
- 审查加工过程中的不符合项记录以及采取的纠正预防措施。

在储存方面，审核员察看储存区域并检查：

- 温度记录和湿度记录；
- 被隔离和"放行配送"的血液或血液成分是否单独存放；
- 血液或血液成分从隔离到"放行配送"的授权转移程序；
- 审核组抽查的一份关键储存设备的维护和校准记录；
- 确保限制进入和防止交叉污染的程序；
- 储存和处理生物危害废弃物的要求。

7.2.8 运输和配送（Transport and Distribution）

关于血液和血液成分的运输，审核员需查看是否有书面的运输和配送程序，并查看是否依此执行。通过抽查几个包装容器和标签，确定其是否适合已放行血液和血液成分的配送和发放，是否满足血液和血液成分的无菌和完整的要求。审核员还要审查现有程序以确保可追溯性。

7.2.9 审核完成（Inspection Completion）

审核结束后，审核组长召集血站代表开会，总结审核组的审核发现。参会者包括血站部门负责人、质量主管、负责人邀请的其他人员以及审核组成员。讨论重点是审核过程中观察到的与不符合项有关的问题，并展示支持性证据和现场看到的现象。审核员需强调不符合项的严重程度可被分成严重、主要或其他不符合项。要讨论所有相关的不符合项，以便血站能够尽快采取纠正措施。如果发现任何使血液或血液成分面临质量和安全风险的不符合项，审核员可以要求隔离和/或停止供应特定的血液成分。

可以准备一份反映审核发现的临时总结陈述。要列出所有不符合项所依据的欧盟指令、其他相关的欧盟指南和国家法规及标准。即使已立即采取纠正措施，所有发现的不符合项仍要被列出。

不符合项的分类见前文 5.2 中的"定义"内容。

8

>>> 审核后的程序（Inspection Procedures—After Inspection）

8.1 正式书面审核报告（Official Written Inspection Report）

审核后，审核组长在规定时间内（最迟审核后 4 周内）撰写正式书面审核报告。报告的模板见附录Ⅱ。模板涵盖了审核内容及结果。

结论中需清楚注明不符合项，并按照定义分类为严重、主要和其他不符合项。审核员提供一个有关审核结果以及血站是否符合欧盟法规和国内相关要求的明确陈述。

报告应注明血站提交改进方案的截止日期和不符合项整改的时间表（行动计划）。

8.2 符合性声明（Conformity Statement）

根据需求，主管部门需准备一份关于 SMF-BE 的符合性声明，这份声明表明血站符合欧盟法规及相关的国家法规。

8.3 血站对审核报告的回应（Blood Establishment's Response to Inspection Report）

被审核的血站必须在一定期限内依据不符合项的分类将整改方案以书面形式报告主管部门。

如有严重不符合项，血站必须立刻采取纠正措施。一般认为，对于主要不符合项，血站必须在 14 天内予以回应；对于其他不符合项，则需在收到审核报告的 30 天内予以回应。回应内容包括已实施或即将实施的具体步骤（行动计划），用以纠正上述不符合项并防止其再次发生。

如果纠正措施在 30 天内不能完成，被审核血站应陈述延迟的原因并给出完成的时间（主管部门决定是否采纳）。在此之后，血站必须上报最终的纠正措施。

审核员评估血站提交的行动计划。依据评估报告，审核员向主管部门建议：1）认证/指定/授权/批准血站；2）授权审核组第二次实地审核；3）在授权建议形成之前，需从血站获取纠正措施的额外资料。

8.4 安排复审（Scheduling Re-inspection）

根据审核的整体表现、上次审核中发现的不符合项类型及血站对审核报告的回应，可安排复审。

9

>>> 审核体系评估（Evaluation of the Inspection System）

为了确保国家审核体系高效、有效运行，主管部门对血站的相关程序和执业活动进行定期审核。审核绩效指标如下：

- 每年开展的审核的数量和类型；
- 每年认证/授权/批准的血站数量。

定期审查审核员的资质。主管部门需满足他们的培训需求，并提供最新的培训机会。

审核组的人员组成应尽可能地有所调整，这有利于审核员从他人的经验中获取知识。

附录 I

>>> 血站现行的质量体系文件
（SMF Modified for Blood Establishments）

根据指令 2002/98/EC 的要求，血站必须向主管部门提供以下信息，以便其按照第 29 条①进行指定、授权、认可或批准。

一般信息：

- 血站的执业许可证；
- 负责人的姓名、资质和联系方式；
- 执业概况；
- 生产的血液成分产品清单。

质量体系概述包括：

- 文件，例如：组织结构图，其中包括负责人的职责和级别关系；
- 与第 11 条（1）一致的证明文件，如描述质量体系的 SMF 或质量手册；
- 人员编制和资质；
- 卫生制度；
- 场地和设备；
- 献血者招募、保留和评估的 SOP，血液和血液成分加工、检测、配送和召回的 SOP，以及 SAR 和 SAE 报告和记录的 SOP 清单。

血站上一年度的执业活动报告，该年度报告应包括：

- 献血者总数；
- 献血总量；
- 供血医院血库的最新清单；

---

① 指令 2002/98/EC。

- 未使用血液的总量；
- 每种血液成分制备和配送的数量；
- 献血人群输血传染病标志物的检出率和流行情况；
- 召回血液产品的数量；
- 报告的 SAE 和 SAR 数量。

血站质量体系文件见附表 1。

附表 1　血站质量体系文件

（Enclose Table 1　SMF-BE）

	血站质量体系文件（SMF-BE）

A. 一般信息（Section A. General Information）

机构全称
机构的邮政地址和街道地址（如有不同则需提供）
电话号码
传真号码
电子邮件
联系电话

执业活动概况（Activity Summary）
请在相关方格内打"√"或指明现场进行的执业活动

执业活动 （Activity）		血液和细胞 （Blood and Cells）		过程 （Processes）	
采集	☐	全血	☐	全血采集	☐
检测	☐	红细胞	☐	单采	☐
加工	☐	血小板	☐	洗涤	☐
储存	☐	新鲜冰冻血浆	☐	分离	☐
配送	☐	原料血浆	☐	低温保存	☐
调入	☐	冷沉淀	☐	细胞筛选	☐
调出	☐	粒细胞	☐	去白细胞	☐
		其他（请注明）	☐	冷冻	☐
				辐照	☐
				其他（请注明）	☐

B. 执业详情（Section B. Activity-Details）

附表 1（续）

［Enclose Table 1（Continued）］

机构是否对献血者进行血液检测？　　　　　　　是□　　　　　否□ （如果否，指出负责检测的机构）
血站采集的血液类型*： ＊全血，自体血或同种异体血 ＊通过单采获得的血液成分
经血站处理的血液成分类型
血液加工方法 （请在此处标注加工位置）
上年度献血者数量
上年度制备血液成分的数量
质量控制检测方法
C. 工作人员（Section C. Personnel）
按指令中所定义的负责人的姓名 （请附上个人简历）
血站主任的姓名
医务主任的姓名
质量控制主管的姓名
质量管理人员的姓名
其他有关主要人员的姓名
全体员工总数
C 部分应包括以下几点：
• 主要工作人员的学历、工作经历和职责； • 培训计划及实施记录； • 人员的卫生安全要求，包括着装； • 确定人员职责和隶属关系的功能组织结构图； • 表明参与血液采集、成分加工、质量控制、质量保证、管理、储存和运输的工作人数的组织结构图
D. 设施（Section D. Facilities）
• 场地的简要说明（大小、位置、周边环境）； • 外部采血点数量、移动采血点（采血车）数量； • 加工和储存设施的描述，要说明相关房间的数量、空间结构和环境等级，血液采集、成分制备和实验区的简单平面图； • 日常维护保养和工作记录
E. 设备（Section E. Equipment）

附表 1（续）

[**Enclose Table 1**（Continued）]

<ul><li>主要试验设备生产和控制的简要说明；</li><li>确认和校准，包括记录系统；</li><li>计算机系统验证管理</li></ul>
F. 文件（Section F. Documentation）
<ul><li>对血液采集和血液制品生产所需文件的撰写、修订和发布的管理；</li><li>标准操作规程（SOP）；</li><li>献血者健康征询表；</li><li>生产记录；</li><li>分析方法；</li><li>产品说明书；</li><li>放行程序，包括成品配送的放行</li></ul>
G. 与其他机构的合同/协议（Section G. Contracts/Agreements with other Organizations）
是否有一些工作由第三方完成（比如检测、清洁、储存、运输）？ 是 ☐　　否 ☐ 如果有，指出第三方机构的名称及哪些步骤由第三方完成。如有可能，附上一份合同的复印件
H. 血液安全监测系统（Section H. Haemovigilance System）
SAE/SAR 调查报告系统和回顾程序管理
I. 投诉和产品召回（Section I. Complaints and Product Recall）
描述投诉处理和产品召回的程序
J. 风险管理系统（Section J. Risk Management System）
参考 ICH Q9 文件中的质量风险管理
K. 质量体系（Section K. Quality System）
简要说明血站所使用的质量体系，包括内部审核程序
血站是否已获得任何外部机构（例如 ISO）的认证？　　是 ☐　　否 ☐ 如果是，添加认证编号和机构名称
L. 签名和日期（Section L. Signature and Date）
日期（年/月/日）： _____
负责人签名 _____
M. 表格提交说明（Section M. Instructions for the Submission of Form）
首次向血液主管部门申请认可/指定/授权/批准时，必须提交此表格。如需任何复核，或者生产活动、人员配置或血液成分加工程序发生重大变化时需重新提交
各主管部门可在此处插入相关说明： _____

附录II

>>> 主管部门的EuBIS审核报告 （EuBIS Inspection Report by Competent Authority）

EuBIS 审核报告见附表2。

附表 2　EuBIS 审核报告
（Enclose Table 2　EuBIS Inspection Report）

	血液审核报告 （Blood Inspection Report）	
审核现场 [Inspected Site（s）]	审核现场的名称和完整地址	
开展的执业活动 (Activities Carried out)	血液采集：	
	站内采血	☐☐
	站外采血	☐☐
	移动采血	☐☐
	成分加工：	
	来自全血	☐☐
	通过单采	☐☐
	实验室检测：	☐☐
	储存和运输：	☐☐
	配送：	☐☐
	原料血浆：	☐☐
	冷沉淀：	☐☐
	其他： （请说明）	☐☐
审核日期 (Inspection Date)	年/月/日	

附表 2（续）
［Enclose Table 2（Continued）］

审核员 ［Inspector（s）］	审核员姓名
	主管部门名称
技术专家 （Technical Expert） （如果适用） （If Applicable）	技术专家姓名
	组织名称
参考资料 （References）	认证/指定/授权/批准编号或日期（Accreditation/Designation/Authori-sation/Licensing Number or Date）
1. 简介 （Introduction）	1.1　血站及其所开展工作的简要说明（Short Description of the Blood Establishment and the Activities Performed）
	1.2　质量体系文件或质量手册的发布日期/版本（Issuing Date/Version of SMF or Quality Manual）
	1.3　上一次审核日期（Date of Previous Inspection）
	1.4　参与上一次审核的审核员姓名［Names of Inspector（s）Involved in the Previous Inspection］
	1.5　上一次审核后的重大变化（Major Changes since the Previous Inspection）
2. 将要实施的审核活动的简要报告 （Brief Report of the Inspection Activities Undertaken）	2.1　审核范围（Scope of Inspection） 审核的简短描述：审核种类（例如授权或常规审核）和审核类型（例如相关体系、相关产品/过程）
	2.2　审核区域［Inspected Area（s）］ （每个审核区域均应说明）
	2.3　未审核的执业活动（Activities not Inspected） （对那些未列入本次审核的区域或活动也应给予必要的关注）
	2.4　审核期间面谈的人员（Personnel Met during the Inspection） （参加面谈主要人员的姓名和职称应该详细说明<在附录中列出>）
3. 审核组在审核中的发现和现场察看结果 （Inspection Team's Findings and Observations Relevant to the Inspection）	以下标题来源于指令 2005/62/EC 和 2005/61/EC （质量体系的标准和规范，SAE 和 SER 的可追溯性和注意事项）
	3.1　一般要求（General Requirements） （质量体系和质量保证，SMF-BE 或质量手册的评估）
	3.2　人员和组织（Personnel and Organisation）
	3.3　包括移动采血点在内的场所（Premises including Mobile Sites）
	3.4　设备和物料（Equipment and Materials）
	3.5　文件（Documentation）

附表 2（续）

[Enclose Table 2（Continued）]

3. 审核组在审核中的发现和现场察看结果（Inspection Team's Findings and Observations Relevant to the Inspection）	3.6 血液采集、检测和加工（Blood Collection, Testing and Processing）
	3.6.1 献血者资格（Donor Eligibility）
	3.6.2 血液和血液成分的采集（Collection of Blood and Blood Components）
	3.6.3 实验室检测（Laboratory Testing）
	3.6.4 加工和验证（Processing and Validation）
	3.6.5 标识（Labelling）
	3.6.6 血液和血液成分的放行（Release of Blood and Blood Components）
	3.7 储存和配送（Storage and Distribution）
	3.8 合同管理（Contract Management）
	3.9 不符合项（Non-compliance）偏差、投诉、召回、纠正预防措施的管理（Management of Deviations, Complaints, Recalls, CAPA）
	3.10 内部审核、审核和改进（Self-inspections, Audits and Improvements）
	3.11 严重不良反应和严重不良事件的追溯和通报（Traceability and Notification of SAR and SAE）
	3.12 信息技术（Information Technology, IT）
	3.13 确认的其他具体问题（Other Specific Issues Identified）（比如被审核方承诺未来要做出的改正措施）
4. 未尽事项（Miscellaneous）	4.1 报告的发布（Distribution of Report）
	4.2 其他（Other）
	（附清单）
5. 附录（Annexes）	• • • •
6. 不符合项清单（严重、主要和其他不符合项）（List of Non-compliances Classified into Critical, Major and other Significant）	6.1 严重不符合项（Critical Non-compliances）
	6.1.1 6.1.2 ……
	6.2 主要不符合项（Major Non-compliances）
	6.2.1 6.2.2 ……

附表2（续）
[Enclose Table 2（Continued）]

6. 不符合项清单（严重、主要和其他不符合项）（List of Non-compliances Classified into Critical, Major and other Significant）	6.3　其他不符合项（Other Significant Non-compliances）
	6.3.1 6.3.2 ……
	列出审核过程中现场察看到的不符合项，以及建议血站应采取的措施
	第6部分：列出所有的不符合项，以及涉及的欧盟指令、欧盟其他相关指南、相关国家法规和标准中的相关条款。即使立即采取了纠正措施，所发现的所有不符合项也应列出。如果不符合项与市场应用的评估有关，应明确说明。 重要提示：本部分内容应该包括血站回应的时间表，该回应包括血站的行动计划。 不符合项的定义： 严重不符合项：过程或程序文件中直接影响献血者或患者安全的任何不符合事项。 主要不符合项：过程或程序文件中重要的不符合事项，但其本身不影响献血者或患者的安全。 其他不符合项：体系或过程中的不符合事项，或者没有足够的信息将其归类为主要或严重不符合项。 注：可能有若干其他不符合项的组合，其中没有一个是主要或严重不符合项，但在一起可能表现为一个主要或者严重不符合项。这些情况应解释清楚并报告。
7. 总结和结论（Summary and Conclusions）	7.1 7.2 ……
	本部分内容应该包括血站回应的时间表（见8.3血站对审核报告的回应）
8. 最终陈述（Final Statement）	按照GP/GMP标准、欧盟或国家法律发现的符合项或不符合项
姓名和签名[Name（s）and Signature（s）]	审核报告应由参与审核的审核员签字并标明日期
日期（Date）	

附录Ⅲ

>>> 指南编制参考文献
[**Documents Consulted in Manual's Development**]

欧盟法规（EU Legislation）

Directive 2001/83/EC of the European Parliament and of the Council of 6 November 2001 on the Community code relating to medicinal products for human use. Official Journal of the European Union L311, 28/11/2001, p. 67.

Directive 2002/98/EC of the European Parliament and of the Council of 27 January 2003 setting standards of quality and safety for the collection, testing, processing, storage and distribution of human blood and blood components and amending Directive 2001/83/EC. Official Journal of the European Union, L33, 8/02/2003, p. 30.

Commission Directive 2003/63/EC of 25 June 2003 amending Directive 2001/83/EC of the European Parliament and of the Council on the Community code relating to medicinal products for human use. Official Journal L159, 27. 6. 2003. p. 46.

Commission Directive 2004/33/EC of 22 March 2004 implementing Directive 2002/98/EC of the European Parliament and of the Council as regards certain technical requirements for blood and blood components. Official Journal of the European Union, L91, 30/03/2004, p. 25.

Commission Directive 2005/61/EC of 30 September 2005 implementing Directive 2002/98/EC of the European Parliament and of the Council as regards traceability requirements and notification of serious adverse reactions and events. Official Journal of the European Union, L256, 1/10/2005, p. 32.

Commission Directive 2005/62/EC of 30 September 2005 implementing

Directive 2002/98/EC of the European Parliament and of the Council as regards Community standards and specifications relating to a quality system for blood establishments. Official Journal of the European Union, L256, 1/10/2005, p. 41.

Commission Directive 2011/38/EC of 11 April 2011 amending Annex V to Directive 2004/33/EC with regards to maximum pH values for platelets concentrates at the end of the shelf life.

Council Recommendation of 29 June 1998 on the Suitability of blood and plasma donors and the screening of donated blood in the European Community. (98/463/EC). Official Journal of the European Communities, L203, 21.07.1998, p. 14.

Commission Directive 2009/135/EC of 3 November 2009 allowing temporary derogations to certain eligibility criteria for whole blood and blood components donors laid down in Annex III to Directive 2004/33/EC in the context of a risk of shortage caused by the Influenza A (H1N1) pandemic, Official Journal of the European Communities, L288/7, 4/11/2009.

Commission Decision 2010/453/EU of 3 August 2010 establishing guidelines concerning the conditions of inspections and control measures, and on the training and qualification of officials, in the field of human tissues and cells provided for in Directive 2004/23/EC of the European Parliament and of the Council (notified under document C (2010) 5278) Official Journal of the European Union, L213/48, 13/08/2010.

Commission Directive 2014/110/EU of 17 December 2014 amending Directive 2004/33/EC as regards temporary deferral criteria for donors of allogeneic blood donations, Official Journal of the European Communities, L366/81, 20/12/2014.

Commission Directive 2016/1214/EU of 25 July 2016 amending Directive 2005/62/EC as regards quality system standards and specifications for blood establishments. Official Journal of the European Union, L199/14, 26/07/2016.

欧盟委员会公文 (European Commission Documents)

European Commission, Health & Consumer Protection Directorate-General, Directorate C-Public Health and Risk Assessment, C6-Health measures. Compilation of Responses from Competent Authorities: Questionnaire on the transposition and implementation of the European Blood and Blood Components regulatory framework, SANCO C6 TB/ci D (2008) /360028.

欧洲或国际法规（European or International Regulators）

EMEA GMP inspection guidance documents：CoCP（Compilation of Community Procedures）Inspection Conduct（EMEA/INS/GMP/313513/2006）and report writing. EMEA/INS/GMP/313539/2006.

EudraLex，The rules governing medicinal products in the European Union，Volume 4-EU Guidelines to Good Manufacturing Practice Medicinal Products for Human and veterinary Use，Chapter 1-9，European Commission，Enterprise and industry Directorate-General，2010.

EudraLex，The rules governing medicinal products in the European Union，Annex 1-Manufacture of Sterile Medicinal Products. European Commission，Enterprise and industry Directorate-General，2009.

EudraLex，The rules governing medicinal products in the European Union，Annex 2-Manufacture of Biological active substances and Medicinal Products for Human Use. European Commission，Enterprise and industry Directorate-General，2013.

EudraLex，The rules governing medicinal products in the European Union，Annex 11-Computerised Systems，European Commission，Enterprise and industry Directorate-General，2011.

EudraLex，The rules governing medicinal products in the European Union，Annex 12-Use of ionising radiation in the manufacture of medicinal products. European Commission，Enterprise Directorate-General，Working Party on Control of Medicines and Inspections，2001.

EudraLex，The rules governing medicinal products in the European Union，Annex 14-Manufacture of medicinal products derived from human blood or plasma，European Commission，Enterprise Directorate-General，2011.

EudraLex，The rules governing medicinal products in the European Union，Annex 15-Qualification and Validation，European Commission，Enterprise Directorate-General，October 2015.

EudraLex，The rules governing medicinal products in the European Union，Annex 17-Parametric release，European Commission，Enterprise Directorate-General，Working Party on Control of Medicines and Inspections，2001.

EudraLex，The rules governing medicinal products in the European Union，Annex 19 - Reference and retention samples，Enterprise Directorate - General，

Working Party on Control of Medicines and Inspections, 2001.

EudraLex, The rules governing medicinal products in the European Union, Part III GMP related documents-ICH guideline Q9 on quality risk management, EMA/CHMP/ICH/24235/2006, 14 European Medicines Agency (EMA), May 2014.

ISO Guidelines for quality and/or environmental management systems auditing (ISO 19011).

欧洲理事会 [Council of Europe (CoE) -CD-P-TS (EDQM)]

European Directorate for the Quality of Medicines & HealthCare (EDQM), European Committee (Partial Agreement) on Blood Transfusion (CD-P-TS), (Ed. Council of Europe). Guide to the preparation, use and quality assurance of blood components. 18th Edition, 2015.

Good Practice Guidelines for Blood Establishments and Hospital Blood Banks Required to Comply with EU Directive 2005/62/EC. Document TS066_ QMS elaborated under Grant agreement No. 2010 5305 by the European Directorate for the Quality of Medicines & HealthCare (EDQM) and the Commission of the European Union (December 2013) integrated in the Guide to the preparation, use and quality assurance of blood components, 2015.

世界卫生组织 (WHO)

World Health Organisation, The Clinical Use of Blood-Aide Memoire, Part 1: Principles, products and procedures, Part 2: Transfusion in clinical practice, Part 3: The appropriate use of blood, 2005.

World Health Organisation, Quality Management Training for Blood Transfusion Services, Facilitator's Toolkit, WHO/EHT/04.13, 2004.

World Health Organisation Annex 4-Guidelines on good manufacturing practices for blood establishments, WHO Technical Report Series, No. 961, 2011.

血液、组织和细胞行业协会或专项 (Professional Societies or Projects in the Field of Blood, Tissue and Cells)

European Union Standards and Training in the Inspection of Tissue Establishments (EUSTITE) - European Public Health Programme co-funded Project, Grant Agreement No 2005204. Guidelines for the Inspection of Tissue and Cell Procurement and Tissue Establishments, 2nd Edition, 2008 (refer also to Commission

Directive 2014/110/EU）.

Pharmaceutical Inspection Convention/ Pharmaceutical Inspection Co-operation Scheme（PIC/PICS）PIC/S GMP Guide for blood establishments, PE-005-3, 25. September 2007.

PIC/S Standard Operating Procedure（pi 026-1 October 2006）Qualification and training of inspectors in the field of human blood, tissues and cells.

PIC/S A recommended Model for Risk-based Inspection Planning in the GMP Environment. Document PI 037-1, 2 Appendices, 2012.

Foundation for the Accreditation of Cellular Therapies（FACT）and Joint Accreditation Committee of the ISCT and EBMT（JACIE）. Haematopoetic Cellular Therapy Manual. 6th Edition, 2015.

FACT-JACIE International Standards for Hematopoietic Cellular Therapy. Product collection, Processing and Administration, 6th Edition, 2015.

VISTART, Inspection guidelines for EU competent authorities responsible for the inspection and authorisation of blood and tissue establishments, developed under the Joint Action 'Vigilance and Inspection for the Safety of Transfusion, Assisted Reproduction and Transplantation（VISTART）' funded by the European Commission, Directorate General Sante and the Consumers, Health and Food Executive Agency（Grant Agreement No. 676969）, 1st Edition 2017.

附录Ⅳ^①

>>> 其他参考文献和项目出版物
（ Additional References and Project
Publication ）

Minimum Requirements for Blood Bank Compliance with Article 14 （ Traceability ） and Article 15 （ Notification of Serious Adverse Reactions and Events ） of EU Directive 2002/98/EC. Published by the Irish Medicines Board and the Irish National Accreditation Board. Edited by IMB/INAB Expert Group on Blood and Blood Components and should be used in conjunction with the ISO 15189 Standard （ available via the IMB homepage ）.

Guide of Recommendations for Tissue Banking. Edited by SANCO-EQSTB Project participants. Recommendations have been developed as a result of a European project entitled *European Quality System for Tissue Banking* （ EQSTB ） co-funded by DG Sanco. http：//sanco-eqstb. hospitalclinic. org/sanco/index. html.

Guidelines for the inspection of cell and tissue procurement and tissue establishments （ Eustite ）. These Guidelines have been produced as part of an EU funded project entitled ' European Union Standards and Training for the Inspection of Tissue Establishments ' （ see www. eustite. org ）.

Seidl C，Schellenberg E，Sobaga L，O'Connell M，van Kimpers P，McMillan Douglas A，Gorham M，Letowska M，de Wit J，Seifried E on behalf of the Project's participants. EU-Q-Blood-SOP：Development of European Quality Management in Transfusion Medicine. Transfusion Today 2006；69：8-10.

---

① 英文原文未提及此附录。

Seifried E, Seidl C (ed.) European standard operating procedure (SOP) methodology reflecting European best practice within the area addressing the quality and safety of blood. Manual, Edition 1.0, 2007 published by the EU-Blood-SOP project co-funded by the European Commission, DG Sanco, Public Health and Risk Assessment Directorate (available under www. equal-blood. eu or www. eubis-europe. eu).

Seidl C, O'Connell M, Delaney F, McMillan Douglas A, Gorham M, van Krimpen P, Letowska M, Sobaga L, de Wit J, Erhard Seifried E. European best practice in blood transfusion: Improvement of quality related processes in blood establishments. ISBT Science Series, Vox Sanguinis, Volume 2 (1), 2007; 143-9.

Seidl C, Cermakova Z, Costello P, Delanay F, McMillan Douglas A, Siegel W, Slopecki A, Sobaga L, De Wit J, Seifried E. Development of Pan-European Standards and criteria for the inspection of blood establishments (Eu-Blood-Inspection) -EuBIS. ISBT Congress Macao, Vox Sanguinis Vol 95 (Supp 1): P525, 249, 2008.

Seidl C, Nightingale M, Brixner V, Müller-Kuller T, Costello P, van Galen JP, Sireis W, Sobaga L, de Wit J, McMillan Douglas A, Delaney F, Siegel W, Cermakova Z, Seifried E. Blood transfusion in Europe: Differences and communalities leading to pan-European standards and criteria for the inspection of blood establishments. The EuBIS Project. Transfus Med Hemother, 2008.

Seidl C, Seifried E (Editors). Olga Todorovska (Macedonian Translation Co-editor) European Blood SOP Project. Manual on common standards for standard operating procedures. Edition 1.0, June 2010.

Seidl C, Seifried E (Editors) JM Cardenas (Spanish Editor): Normas y criterios comunes europeos para la inspeccion de centros de transfusion sanguinea, Informes, Estudios E Investigacion, 2011 Published by the Ministerio De Sanidad, Politica Social E Igualdad, Spain, 2011.

Seidl C, Seifried E (Editors) JM Cardenas (Spanish Editor): Guia de formacion sobre auditoas/inspecciones incluida decomentacion preliminar. Informes, Estudios E Investigacion, 2011 Published by the Ministerio De Sanidad, Politica Social E Igualdad, Spain, 2011.

Seidl C, Huber H, Müller-Kuller T, Sireis W, Aquilina A, Barotine-Toth K, Cardenas JM, Ceulemans J, Cermakova Z, Delaney F, Jansen van Galen JP, Grazzini G, Hinloopen B, Heiden M, Nightingale M, Pupella S, Sobaga L, Teskrat F, deWit J, Seifried E. Blood collection and processing. Quality guidelines and standards reflecting common best practice standards referring to the EuBIS manual and guide. Vox Sanguinis–Science Series, 2012.

Seidl C, Seifried E. Chapter 11. Quality management and inspection in blood transfusion medicine. in. : Blood, Tissue and Cells from Human Origin (Ed. Follea G), ISBN 9789082031003, published by the European Blood Alliance (EBA), 2013.

Seidl C, Seifried E (ed.) on behalf of the project partners. Development of a pan–European standard operating procedure (SOP) methodology reflecting European best practice within the area addressing the quality and safety of blood (EU–Q–Blood–SOP). In: Transplantation and Transfusion, projects and actions for saving and improving the quality of life of citiziens by facilitating transplantation and blood transfusion in the European Union, ISBN 978–92–9200–0202–2, European Union, 2013.

Seidl C, Seifried E (ed.) on behalf of the project partners. Development of pan–European standards and criteria for the inspection of blood establishments (EU–Blood–Inspection, EuBIS). In: Transplantation and Transfusion, projects and actions for saving and improving the quality of life of citiziens by facilitating transplantation and blood transfusion in the European Union, ISBN 978–92–9200–0202–2, European Union, 2013.

附录V

>>> 术语表
〔Terminology（Glossary）〕

术语表见附表3。

附表3　术语表
（Enclose Table 3　Terminology）

术语（Term）	定义（Definition）	出处（Source）
审核 （Audit）	由业内同行、内部质量体系审核员或认证机构审核员对程序、记录、人员职能、设备、物料、设施和/或供应商的文件审查，以评估其对发布的 SOP、标准或政府法律、法规的遵守情况	改写自 CoE 关于器官、组织、细胞移植安全和质量保证指南（2007 年第 3 版）
审核工作 （Audit Programme）	通过系统而独立的检查以确定质量管理活动及其结果是否符合质量管理计划，以及质量管理计划是否得到有效执行、是否能够达到预期目标	CoE：EDQM 指南（2008年第 14 版）
审核痕迹 （Audit Trail）	见 5.2.4.1 内部审核记录	
血液（Blood）	用于临床输注或生产血液制品而从献血者采集的全血	指令 2002/98/EC
成分血 （Blood Component）	通过各种方法制备的用于临床治疗的血液成分（红细胞、白细胞、血小板、血浆）	指令 2002/98/EC
血站 （Blood Establish-ment）	负责人体血液或血液成分的采集和检测，以及以输血为目的而进行血液加工、储存和配送相关各方面工作的任何机构或团体。不包括医院血库	指令 2002/98/EC
校准 （Calibration）	在特定条件下建立的一系列操作，其目的在于评估测量仪器或测量体系的指示值或实物量具的显示值与对应的参考标准的已知值之间的关系	EudraLex

附表 3（续）
[**Enclose Table 3**（Continued）]

术语（Term）	定义（Definition）	出处（Source）
洁净区 （Clean Area）	对颗粒物和微生物污染有明确环境控制标准的区域，其设立和使用的目的在于减少区域内污染物的引入、产生和滞留 注：环境控制的等级在《无菌医疗产品生产补充指南》（Supplementary Guidelines for the Manufacture of Sterile Medicinal Products）中有所规定。	EudraLex
洁净/封闭区 （Clean/Contained Area）	以能够同时实现清洁和封闭双重目标的方式而建立和运行的区域	EudraLex
严重缺陷 （Deficiencies, Critical）	见术语表中的不符合项	EMA
主要缺陷 （Deficiencies, Major）	见术语表中的不符合项	EMA
其他缺陷 （Deficiencies, other Significant）	见术语表中的不符合项	EMA
配送 （Distribution）	将血液和血液成分运送到其他血站、医院血库以及血液和血浆衍生品制造商的行为。不包括以输血为目的的血液和血液成分的发放	指令 2002/98/EC
献血 （Donation）	从一个个体采集血液和血液成分用于输入其他个体（同种异体）或同一个体（自体）	EuBIS
献血者 （Donor）	自愿献出用于治疗用途的血液并且无病史的正常健康人	理事会建议 98/463/EC
初次献血者 （Donor, First Time）	从未捐献过血液的献血者	CoE：EDQM 指南
固定献血者 （Donor, Regular）	在同一献血中心依照最短献血间隔（例如两年内）定期捐献血液的献血者	CoE：EDQM 指南 PIC/S GMP 指南
重复献血者 （Donor, Repeat）	以前曾经献血但两年内在同一献血中心内未再献血的献血者	CoE：EDQM 指南 PIC/S GMP 指南
专家 （Expert）	具有适当资质和经验可以向主管部门审核员提供技术建议的个人	EUSTITE 指南

附表3（续）

[Enclose Table 3（Continued）]

术语（Term）	定义（Definition）	出处（Source）
熟悉访问（Familiarisation Visit）	预备审核员为熟悉血站的整体流程、功能和操作而对血站的参观	EuBIS 指南
良好执业（Good Practice）	为使最终的血液或血液成分质量满足预定参数并符合指定法规而建立的所有执业要素	指令 2005/62/EC
生产质量管理规范（Good Manufacturing Practice）	为使最终产品或服务质量满足一定的参数并符合国内国际法规而建立的所有执业要素	PIC/S 血站 GMP（PE 005－3，2007 年 9 月 25 日）
审核（Inspection）	根据血站采用的标准来评估其是否符合指令 2002/98/EC 和其他相关法律、法规，并从中发现问题的正式而客观的管理活动	指令 2002/98/EC
审核日程（Inspection Schedule）	主管部门为特定审核而制定的日程，包括审核内容（基于适用范围）和时间安排	EuBIS 指南
审核组（Inspection Team）	由几名执行审核工作的人员组成的团队。审核组通常由两名审核员组成。一名审核员负责审核质量体系，在"同行"审核的情况下，也可以包括一名技术专家审核员	EuBIS
外部审核（监管）[Inspection, External（Regulatory）]	由主管部门或认证机构进行的审核。根据血站采用的标准来评估其是否符合欧洲血液法规和其他相关法律、法规，并从中发现问题的正式而客观的控制活动（该定义对指令 2002/98/EC 和 CoE 指南给出的定义进行了扩展）	EuBIS 指南
同行审核（Inspection, Peer）	来自同一血站内不同岗位的审核员进行的审核。"同行"审核的血站存在多中心结构，可以提供来自不同岗位的拥有同等技能和知识的专家。或者，同行审核可以通过全国性的或区域性的血站之间的合作来组织	EuBIS
内部审核（Inspection, Self-）	由机构内训练有素且在管理上独立于有关部门的主管代表进行的审核注：此术语有几个等效定义。内部审核还经常使用"audit"或"internal-audit"两个术语。	EuBIS 指南
审核组长（Inspector, Lead）	审核组长负责协调审核组的活动，并提交内部审核中发现的问题和内部审核结果。在小规模血站中，审核通常由一名审核员完成	EuBIS

附表 3（续）
［Enclose Table 3（Continued）］

术语（Term）	定义（Definition）	出处（Source）
审核员培训（Inspectorate Training Programme）	审核员培训涵盖了审核的基本内容，包括审核方法的原则以及特定和连续的培训	EuBIS 指南
不符合项（Non-compliance）	审核期间发现的缺陷。该术语类似于 EMA 定义的"non-conformance"	GMP
严重不符合项（Critical Non-compliance）	过程或程序文件中直接影响献血者或患者安全的任何不符合事项	GMP
主要不符合项（Major Non-compliance）	过程或程序文件中的重要的不符合事项，但其本身不影响献血者或患者的安全	GMP
其他不符合项（Other Significant Non-compliance）	体系或过程中的不符合事项，但没有足够的信息将其归类为主要或严重不符合项 注：可能有若干其他不符合项的组合，其中没有一个是主要或严重的不符合项，但在一起可能表现为一个主要或者严重不符合项。这些情况应解释清楚并报告。	GMP
观察项（建议项）［Observation（Suggestion）］	体系或过程中存在的不符合标准的不足之处。在内部审核期间观察到的问题为"不符合项"，建议血站对此进行整改	GMP
病原体灭活技术［Pathogen Reduction Technologies（PRT）］	改变病原体表面结构和/或渗透到病原体内部不可逆地阻碍病原体增殖的过程	CoE：EDQM 指南
加工（Processing）	在血液采集和血液成分配送之间进行的血液成分制备过程中的步骤	指令 2005/62/EC
确认（Qualification）	作为验证方式的一部分而采取的证明人员、场地、设备或物料能够正常工作以产生与预期相一致的结果的活动	CoE：EDQM 指南
质量体系（Quality System）	实施质量管理的组织结构、职责、流程、过程和资源	指令 2005/62/EC
隔离（Quarantine）	在等待接收、配送或拒绝血液成分或入库物料/试剂时，对血液成分或入库物料/试剂所采取的一段或长或短的物理隔离	指令 2005/62/EC

附表 3（续）
[Enclose Table 3（Continued）]

术语（Term）	定义（Definition）	出处（Source）
责任人（Responsible Person）	该人员负责： ——确保无论以何种目的进行的每个单位的血液或血液成分的采集和检测，以及以输血为目的进行的每个单位的血液或血液成分的加工、储存和配送，都要符合成员国的现行法律； ——在任命、授权、认证或许可程序中向主管部门提供信息； ——在血站中执行指定条款的要求	指令 2002/98/EC 第 9 条
风险评估（Risk Assessment）	评估和描述设备、体系或过程的功能的关键参数的方法	CoE：EDQM 指南
内部审核记录（Self-inspection Record）	见审核痕迹	
严重不良事件（Serious Adverse Event）	可能导致患者死亡或危及其生命，致残或使其丧失生活能力，或导致其住院或住院期延长或发病率提高的与血液和血液成分的采集、检测、加工、储存和配送相关的任何意外事件	指令 2002/98/EC
严重不良反应（Serious Adverse Reaction）	发生在献血者或患者身上的与血液或血液成分的采集或输血相关的，可能导致献血者或患者死亡或危及其生命，致残或使其丧失生活能力，或导致其住院或住院期延长或发病率提高的非预期反应	指令 2002/98/EC
质量控制指标（Specification）	为达到必需的质量标准而必须满足的描述性要求	指令 2005/62/EC
标准（Standard）	用于比较的基本的要求	指令 2005/62/EC
标准操作规程（Standard Operating Procedures）	对影响某个过程质量的重复发生的操作所形成的描述文件，目的是确保该操作正确重复的完成	欧盟血液 SOP 手册
统计过程控制（Statistical Process Control）	无需对过程中的每一个产品进行测量而只通过对足够量的抽样样品进行系统性分析而建立的产品或过程的质量控制方法	CoE：EDQM 指南
第三方国家（Third Country）	非欧盟成员国的任一国家	欧盟委员会 ec.europa.eu
第三方/分包方（Third Party/Subcontractor）	任何依据合同或书面协议向采购组织或血站提供服务的组织。包括献血者或血液检测实验室，签约的灭菌公司和输血前储存血液成分的医院	欧洲组织库质量体系（EQSTB），组织库审核指南

附表 3 （续）

[**Enclose Table 3** （Continued）]

术语（Term）	定义（Definition）	出处（Source）
可追溯性 （Traceability）	每单位的血液或血液成分从献血者追踪到其最终端的能力，终端可能是受血者、药品生产商或报废处理，反之亦然	指令 2005/61/EC
验证 （Validation）	为确保特定程序或过程的预定要求可以始终如一地得到满足而建立的客观书面依据	指令 2005/62/EC
验证计划 （Validation Plan）	验证活动、职责和过程的说明，具体描述了验证是如何进行的	CoE：EDQM 指南

附录 VI ①

>>> 参与及合作单位和个人（Participating and Collaborating Institutions and Individuals）

参与及合作单位和个人见附表 4。

附表 4　参与及合作单位和个人

（Enclose Table 14　Participating and Collaborating Institutions and Individuals）

国家 （Country）	参与单位（Participants）	工作组成员 （Working Group Members）	
澳大利亚	Zentralinstitut für Bluttransfusion und Immunologische Abteilung （Central Institute for Blood Transfusion and Department of Immunology） University Clinics Innsbruck Anichstrasse 35 A-6020 INNSBRUCK		Harald Schennach 教授（博士）， 主任
比利时	Het Belgische Rode Kruis Dienst voor het Bloed, Rode Krius-Vlaanderen Vieurgatsesteenweg 98 1050 BRUSSEL Mailing address: Motstraat 40, 2800 MERCHELEN	Philippe Vandekerckhove 教授（博士）， 首席执行官（CEO），主任	Jan Ceulemans, 质量主管； Matine Baeten 博士， 医务主任
保加利亚	НАЦИОНАЛЕН ЦЕНТЪР ПО ХЕМАТОЛОГИЯ И ТРАНСФУЗИОЛОГИЯ National Center of Hematology and Transfusiology Plovdivsko Pole Str. 6 1756 SOFIA	Andrey Andreev 教授（医学博士，哲学博士），主任	Svetla Bakalova 医学博士，哲学博士， 质量保证部门

---

① 英文原文未提及此附录。为了查找方便，表中参与单位保留外文。

附表 4（续）

[Enclose Table 4（Continued）]

国家 （Country）	参与单位（Participants）	工作组成员 （Working Group Members）	
捷克共和国	Fakultni nemocnici Ostrava （Faculty Hospital Ostrava） Krevni centrum（Blood center） 17. Listopadu 1790 CZ 708 52 OSTRAVA	Zuzana Cermáková 首席医学博士，主任，项目咨询委员会成员	Roman Nemec 工程师，质量保证主管
	Vedoucí oddělení klinickych praxí a dohledu nad zpracováním biologickych materiálu Státní ústav pro kontrolu léčiv （State Institute for Drug Control） Státní ústav pro kontrolu léčiv–State Šrobárova 48 CZ–10041 Praha 10		Renata Zimová 医学博士
塞浦路斯	Υπουργείο Υγείας της Κυπριακής Δημοκρατίας – Ιατρικές Υπηρεσίες κσι Υπηρεσίες Δημόσιας Υγείας （Ministry of Health of the Republic of Cyprus–Medical and Public Health Services） Medical Services and Public Health Services 10 Marcou Drakou，Pallouriotissa 1449 LEFKOSIA（Nicosia）	Stala Kioupi 博士，Androulla Agrotou 博士，代理主任	Zoe Sideras
德国	Red Cross Blood Donation Service Baden–Württemberg–Hessen Institut für Transfusionsmedizin und Immunhämatologie Sandhofstrasse 1 60528 FRANKFURT AM MAIN	Erhard Seifried 教授（医学博士、名誉博士），医务主任和 CEO，项目负责人和项目咨询委员会成员；Roger Fleck，行政和财务主管—法兰克福；Thea Müller-Kuller 博士，项目管理；Petra Skrablin 博士，项目管理	Christian Seidl 教授（医学博士），法兰克福德国红十字会献血服务中心医务副主任，项目协调员，第 1 工作组负责人；Walid Sireis 医学博士，质量管理部门主任，项目管理

附表 4（续）

[Enclose Table 4（Continued）]

国家 （Country）	参与单位（Participants）	工作组成员 （Working Group Members）	
德国	Regierungspräsidium Darmstadt State Governmental Institution-Hessia Dezernat VI 65. 2-Pharmazie Louisenplatz 2（Kollegiengebäude） DE-64283 DARMSTADT	Wiebke Siegel，项目咨询委员会成员	Helga Marie Huber 博士
	Paul-Ehrlich-Institut eine Einrichtung im Geschäftsbereich des Bundesministeriums für Gesundheit Paul-Ehrlich Straβe 51-59 DE-63225 LANGEN	Rainer Seitz 教授（博士），主任，血液学和输血医学部门； Magarethe Heiden 博士	
爱沙尼亚	Põhja-Eesti Regionaalhaigla Verekeskus Blood Centre North Estonia Regional Hospital J. Sütiste tee 19 13419 TALLINN	Riin Kullaste 博士，医学博士，主任	Tatjana Plahhova 博士，医学博士，质量主管
	State Agency of Medicines Department of Biologicals 1，Nooruse str，50411Tartu，Estonia		Svetlana Orlova，专家
西班牙	Centro Vasco de Transfusion Av. Zuatzu，4 ES-20018 SAN SEBASTIAN		Jose Manuel Cardenas 博士，技术主任
	DG Salud Pública， Ministerio de Sanidad y Consumo Pº del Prado 18-20. ES-MADRID 28047	Elena Moro 博士	
法国	Etablissement Français du Sang（EFS） 20 avenue du stade de France 93218 LA PLAINE SAINT-DENIS Cedex	Jacques Hardy 教授（博士），主任； Alain Beauplet 博士，国家质量指导	Leslie Sobaga，国际事务部指导，国家质量指导，风险分析审核管理，第4工作组负责人
	Agence française de sécurité sanitaire des produits de sante（AFSSAPS） Inspectorate and Companies Department 143，147 boulevard Anatole 93285 SAINT-DENIS Cedex France	Chantal Guiol 博士，哲学博士	Fewzi Teskrat 博士，哲学博士，人体产品特别顾问，欧洲和国际事务部，审核机构指导

附表4（续）

[Enclose Table 4（Continued）]

国家 （Country）	参与单位（Participants）	工作组成员 （Working Group Members）	
匈牙利	Orszàgos Vèrellàtò Szolgàlat Hungarian National Blood Transfusion Service Karonlina str. 19-21 1113 BUDAPEST	Eszter Miskovits 博士，医学博士，主任	Klára Baróti-Tóth 博士，哲学博士，质量保证-质量控制主任
爱尔兰	The Irish Blood Transfusion Service Board（IMB） Irish Blood Transfusion Service National Blood Centre James's Street IE-DUBLIN 8	William Murphy 博士，国家医务主任	Marie O'Connell 博士，质量主任
爱尔兰	Irish Medicines Board Blood & Tissue Section Earlsfort Centre Earlsfort Terrace IE-DUBLIN 2I	Patrick Costello 博士，合规部血液和组织主管	Grace Cunningham 博士
冰岛	Blóebankinn, Landspítali（The Blood Bank, Landspítali University Hospital）， Snorrabraut 60 IS-105 Reykjavík	Sveinn Guðmundsson 博士，医学博士，主任和 CEO	Ína Björg Hjálmarsdóttir，理学研究员，质量主管
意大利	Centro Nazionale Sangue（CNS） （Italian National Blood Centre） Istituto Superiore di Sanità National Institute of Health Via Giano della Bella, 27 00162 Rome	Giuliano Grazzini 教授（博士），国家血液中心主任	Simonetta Pupella 博士
卢森堡	11 rue Batty Weber L-7259 Bereldange Luxembourg	Frances Delaney，项目顾问，项目咨询委员会成员	

附表 4（续）

[Enclose Table 4（Continued）]

国家 （Country）	参与单位（Participants）	工作组成员 （Working Group Members）	
马耳他	Centru Nazzjonali ta't-Trafuzjoni tad-Demm National Blood Transfusion Service St. Luke's Square MSD 07 G'MANGIA		Alex Aquilina 博士， 主任
	Government of Malta Directorate of Health Care Services Standards Palazzo Castellania 15 Merchants' Str. VALETTA VLT 2000	Richard Zammit 博士	Miriam C. Vella 博士
荷兰	Stiching Sanquin Bloedvoorziening Sanquin Blood Supply Foundation Plesmanlaan 125 1066 CX AMSTERDAM	Jeroen de Wit 博士，CEO，项目咨询委员会成员，EBA 主席，CD-P-TS（CoE）输血组前主席	Jan Peter Jansen van Galen 博士，Sanquin 公司北区部门主任，第 2 工作组负责人； Boudewijn Hinloopen，教育学学士，理学学士，Sanquin 公司东北区生产部主管
波兰	Instytut Hematologii i Transfuzjologii（Institute of Haematology and Transfusion Medicine） I. Gandhi St. 14 02-776 Warszawa	Krzysztof Warzocha 教授（博士），主任； Magdalena Letowska 博士（医学博士，哲学博士），副主任	Elzbieta Lachert 博士（哲学博士，理学硕士）； Jolanta Antoiewicz-Papis 博士（哲学博士，理学硕士）
罗马尼亚	Universitatea de Medicina si Farmacie "Victor Babes" Timisoara Physiology and Immunology Uta loan Colonel Martir No. 2 300041 TIMISOARA	Virgil Paunescu 教授，主任	Carmen Tatu 博士，哲学博士，Timisoara 输血中心
	Ministerul Sanatatii Publice（Ministry of Public Health） 1-3 Cristian Popisteanu Street 010024 BUCHAREST		Antoaneta Dragoescu 博士； Gabriela Uifalean 博士

附表 4（续）
［**Enclose Table 4**（Continued）］

国家 （Country）	参与单位（Participants）	工作组成员 （Working Group Members）	
罗马尼亚	Transfusion Department Universitary Emergency Hospital Bucharest, Bucharest		Corina Posea 博士， 医学博士， 卫生部医务专家
斯洛文尼亚	Zavod Republike Slovenije za transfuzijsko medicino（Blood Transfusion Centre of Slovenia） Slajmerjeva 6 SI-1000 LJUBLIJANA	Dragoslav Domanovic 博士， 主任	Irena Razborsek 博士，医学博士
	Javna agencija RS za zdravila in medicinske pripomočke （Agency for medicinal products and medical devices） Ptujska ulica 21 SI-1000 LJUBLJANA		Andrijana Tivadar 博士，药学博士， 药品监督员（GCP）
英格兰	The National Blood Authority - Blood and Transplant（NHS-BT） （England and North Wales） Oak House Reeds Crescent WD24 4QN WATFORD，HERTS	Lorna Williams 博士， 国家血液与移植服务中心主任； Alan Slopecki 博士， 质量保证负责人， Crescent Drive Brentwood Essex，CM15 8DP Steve Morgan NHSBT International 2440 The Quadrant Aztec West Bristol BS32 4AQ	Mark Nightingale， 质量专员， 南安普顿设备处； 第 3 工作组负责人； Sarah Raymond， 质量专员
苏格兰	The Martin Gorham Douglas Gorham Partnership Consulting Brigton Douglastown，Forfar SCOTLAND，DD8 1TP	Angus Macmillan Douglas，官佐勋章， 项目顾问，项目咨询委员会成员	

附录Ⅶ①

>>> 相关或观察机构和参与者
（Associated or Observing Institutions and Participants）

相关或观察机构和参与者见附表5。

附表5 相关或观察机构和参与者

（Enclose Table 5 Associated or Observing Institutions and Participants）

国家（Country）	合作伙伴（Collaborating Partners）	合作成员 （Collaborating Members）
奥地利	Universitätsklinik für Blutgruppenserologie und Transfusionsmedizin Auenbruggerplatz 3 8036 Graz	Gerhard Lanzer 教授（博士）
	Abteilung Ⅲ/A/2–strategische Angelegenheiten der Bereiche Blut，Gewebe und Arzneimittelinspektion Bundesministerium für Gesundheit 1031 Wien	Johann Kurz 博士
比利时	Federaal Agentschap voor Geneesmiddelen en Gezondheidsproducten Eurostation Bloc 2 Place Victor Horta 40 bte 40 Brussels	Walter Bontez
保加利亚	Bulgarian Drug Agency，Sofia 26，Yanko Sakazov Blvd. 1504 Sofia	Lyubina Gaydarova
丹麦	Danish Medicines Agency Axel Heides Gade 1 DK–2300 København S	Christina Palvad，药学理学硕士
马其顿王国	Institute Of Transfusion Medicine Vodnjanska 17，Skopje Republic of Macedonia	Risto Dukovski 博士， Olga Todorovsca 博士

---

① 英文原文未提及此附录。为了查找方便，表中合作伙伴保留外文。

附表 5（续）

[**Enclose Table 5**（Continued）]

国家（Country）	合作伙伴（Collaborating Partners）	合作成员 （Collaborating Members）
拉脱维亚	Health statistics and medical Technologies State Agency Duntes 12/22， Riga，LV-1005	Anita Daugavvanaga， 生物医学卫生统计和医疗技术系统负责人
葡萄牙	Autoridade para os Serviços de Sangue e da Transplantação Ministério da Saúde， Av. João Crisostomo，9 1000 Lisboa	Alice Lopes Cordeiro
瑞典	The National Board of Health and Welfare（Socialstyrelsen） Socialstyrelsen 106 30 Stockholm	Monica Axelsson 和 Torsten Mossberg
斯洛伐克	State Institute for Drug Control（SIDC） Kvetná 11 825 08 Btaislava 26a	Renáta Ovádeková， 哲学博士
英联邦	Medicines and Healthcare products Regulatory Agency（MHRA） 18-105 Market Towers 1 Nine Elms Lane London SW8 5NQ	Ian Rees
列支敦士登	Amt für Gesundheit（Health Ministry） Amt für Gesundheit Äulestrasse 512， 9490 Vaduz	Brigitte Batliner
瑞士	Swissmedic，Swiss Agency for Therapeutic Products Hallerstr. 7 CH-3000 Bern 9	Dorit Schmidkunz-Eggler